T0309031

Bosques que sanan

Blanca Herp
Laura Torres

Redbook
ediciones

© 2018, Redbook Ediciones, s. l., Barcelona

Diseño de cubierta: Regina Richling
Diseño de interior: Primo Tempo
Textos: Blanca Herp y Laura Torres
Imágenes: Shutterstock, Getty images y archivo Karuna-PT

ISBN: 978-84-9917-551-5

Depósito legal: B-25.515-2018

Impreso por Sagrafic, **Pasaje Carsi, 6 08025** Barcelona

Impreso en España - *Printed in Spain*

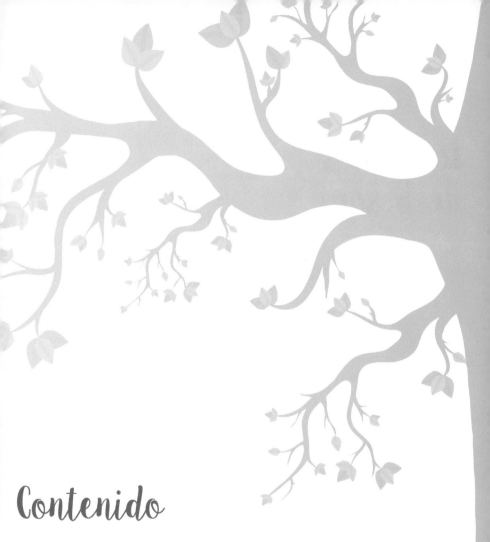

Contenido

Los baños de bosque

Del Japón a Europa

Los baños de bosque (Shinrin-Yoku) fueron incorporados por primera vez en Japón como una práctica saludable y relajante para ayudar a las personas a gestionar el estrés. Se conocen bien los efectos positivos en el aspecto psicológico: ayudan a disminuir el estrés, la ansiedad, la depresión, el desánimo y la fatiga.

Japón ha sido desde siempre un país muy enraizado con la naturaleza, pero la aparición de las grandes ciudades y las nuevas tecnologías cambiaron totalmente el paradigma. A finales del siglo pasado, en la década de los años ochenta, los ciudadanos japoneses llegaron a niveles altísimos de estrés y la Agencia Forestal de Japón decidió incorporar esta nueva terapia como una solución para volver a reconectar con la naturaleza y mejorar la salud de la población.

Actualmente, esta práctica, conocida medicina forestal, tiene más de dos millones de seguidores en Japón y se ha extendido a varios países.

¿En qué consisten los baños de bosque?

Se trata de caminatas en silencio por bosques maduros, acompañadas de ejercicios de respiración y relajación, que buscan la comunicación con la naturaleza a través de los sentidos. Los grupos son reducidos y van siempre acompañados de un guía que tiene un papel fundamental, ya que hace de mediador entre las personas y la naturaleza. Ayuda a desconectar del mundo tecnológico y crear un ambiente tranquilo y relajado para que podamos bajar el ritmo, disminuir la sensación de estrés y poder conectar con la naturaleza con los cinco sentidos.

Que esta terapia se haga en bosques maduros tampoco es casualidad. Según se ha podido observar, los árboles, cuando se hacen viejos, aumentan el contenido en aceites esenciales (fitoncidas) y sustancias volátiles que tienen muchos beneficios para la salud, como la regulación del sistema inmunitario.

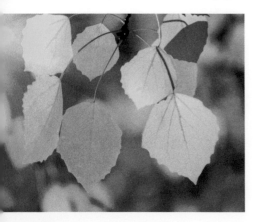

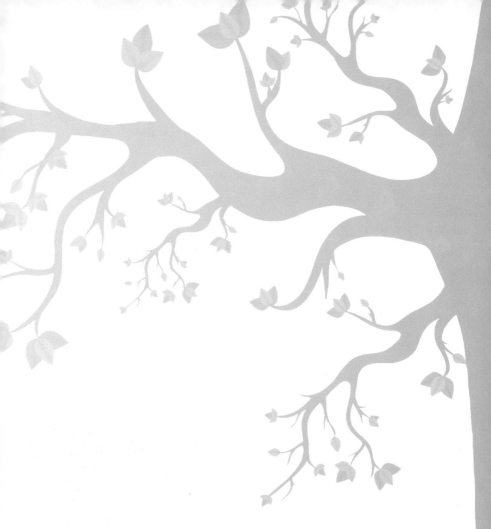

Una herramienta de salud

Numerosos estudios científicos han centrado en el estudio de la influencia de esta práctica en la salud de las personas y han podido comprobar los beneficios. Los baños de bosque tienen efectos positivos en el aspecto psicológico: ayudan a disminuir el estrés, la ansiedad, la depresión, el desánimo y la fatiga y, contribuyen a un aumento del bienestar, la tranquilidad y el vigor. Todo esto hace que mejore el estado de ánimo y también la calidad del sueño.

Esta práctica también tiene efectos fisiológicos: ayuda a disminuir la presión arterial y la frecuencia cardíaca, modula el sistema hormonal (el cortisol, la adrenalina, la oxitocina, serotonina...) y activa el sistema inmunitario.

Es un tipo de terapia que no sólo va bien para personas con problemas de estrés, sino también para personas con problemas más específicos de salud como: insomnio, diabetes, Alzheimer, hipertensión arterial, fibromialgia, fatiga crónica o problemas inmunitarios.

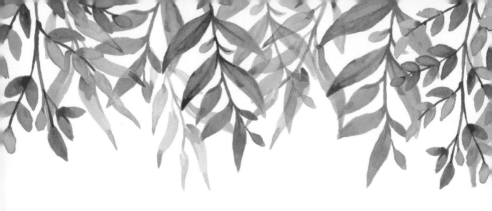

Más allá de la terapia

Los bosques maduros que se han conservado íntegros poseen un gran valor inmaterial, ya que, a diferencia del resto, son superiores en complejidad y biodiversidad.

En Europa hay más de 160 millones de hectáreas de bosque, que cubren el 38% de la superficie, equivalente a un 4% de la superficie mundial. Pero se calcula que, como máximo, sólo entre un 3-4% de los bosques son maduros y en ellos no interviene la mano humana. Esta práctica no sólo tiene el objetivo de buscar beneficios en cuanto a la salud, sino también de preservar y proteger estos bosques.

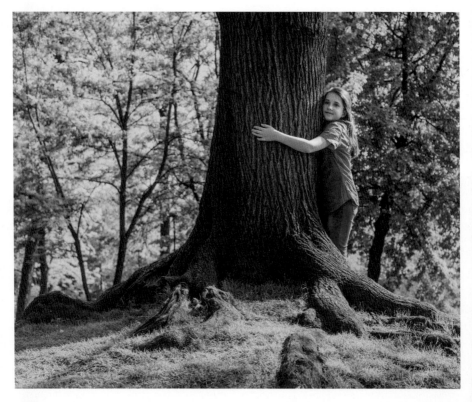

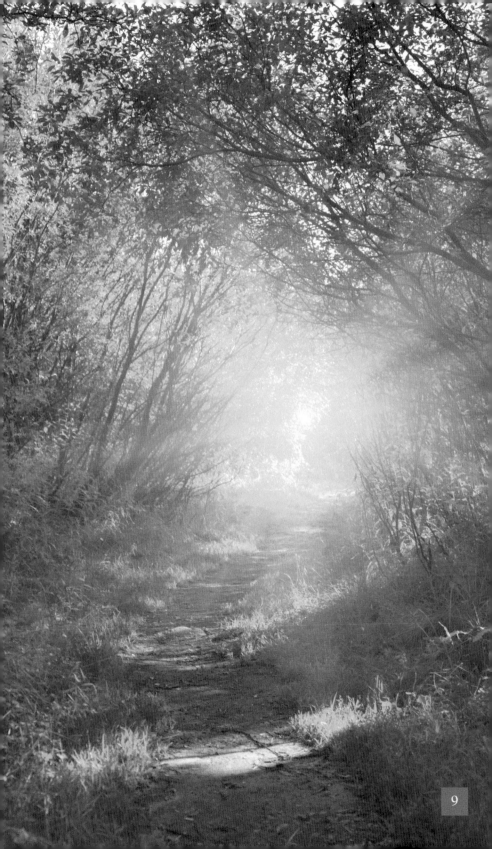

La vida secreta de los árboles

El alma de los árboles, la comunidad secreta de la Tierra

La duración máxima de la vida varía según las especies. En el reino animal, la criatura con mayor esperanza de vida entre las especies vertebradas es el tiburón de Groenlandia, que vive un mínimo de 272 años, si no sufre percances, y un máximo de 512. La ballena boreal (o de Groenlandia) vive alrededor de 200 años, y las tortugas de las Galápagos pueden llegar a superar los 190 años.

Los humanos podemos considerarnos afortunados si llegamos hasta los 100 o 110 años, con mucha suerte.

¿Qué criaturas pueden llegar a vivir varios milenios? ¿Hay algún tipo de ser capaz de mantener alguna forma de vida durante tanto tiempo?

El Matusalén de la Tierra

Cuanto más sabemos de la naturaleza que nos rodea, más reconocemos que los árboles son criaturas míticas, al menos alguna de sus especies. Para empezar, viven mucho más lentamente y mucho más tiempo que nosotros.

Uno de los organismos más ancianos conocidos es el pino de conos erizados, también llamado pino longevo (Pinuslongaeva). Este árbol vive en los EEUU, y el ejemplar más viejo era un árbol llamado Prometeo que fue talado en 1964. Una vez cortado, los científicos constataron que tenía como mínimo 4862 años de edad, aunque era más que posible que superara los 5000 años.

Esto significa que su germinación tuvo lugar alrededor del año 3000 A.C.

Otro matusalén bien conocido de esta especie es un árbol llamado precisamente «Matusalén», que vive en las White Mountains de Inyo County, en el este de California, desde hace al menos 4.848 años. En sus proximidades hay

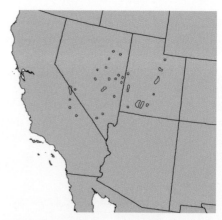

Mapa de la distribución natural del Pinuslongaeva

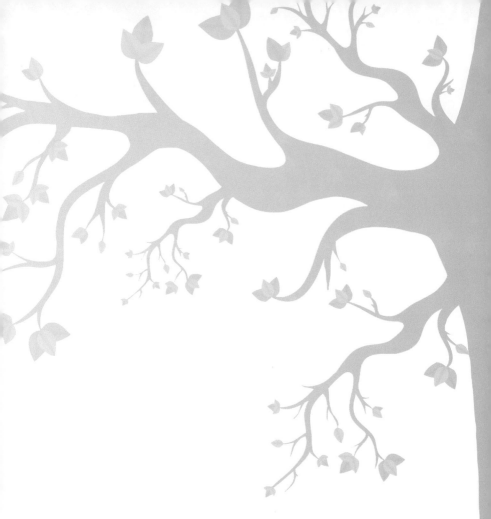

otro árbol de su especie al que se le atribuyen al menos 5.066 años de edad.

Hay otras especies de árboles longevos, como la secuoya gigante (*Sequoiadendron giganteum*), endémica del oeste de la Sierra Nevada en California. Uno de los más famosos, conocido como General Sherman, sigue vivo y en buen estado en su tercer milenio de vida.

Las secuoyas gigantes son muy similares a los árboles gigantes de Redwood, que tienen una esperanza de vida ligeramente inferior, raramente superan los dos mil años.

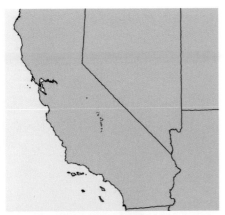

Mapa de la distribución de la Secuoya Gigante (*Sequoiadendron giganteum*), endémica del oeste de la Sierra Nevada, California

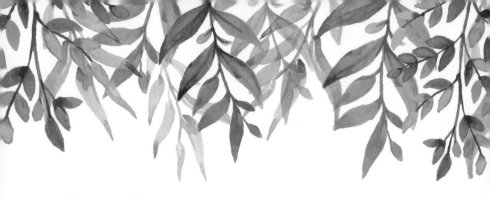

La planta más longeva conocida, que posiblemente también sea la más antigua forma de vida, es una colonia de álamo temblón (*Populus Tremuloides*) en el Fishlake National Forest de Utah llamada Pando. Tiene alrededor de 80,000 años, al menos las raíces comunitarias.

Pando es una colonia clonal surgida de un solo ejemplar de álamo temblón, lo que significa que tiene idénticos marcadores genéticos por encima del suelo en cada árbol, aparentemente único, y se supone que tiene un enorme sistema de raíces subterráneas.

¡Un sistema de raíces que se extiende por 43 hectáreas!

El guardián del bosque

En Alemania, un guardabosques llamado Peter Wohlleben resumió sus observaciones en su libro «La vida secreta de los árboles: lo que sienten, cómo se comunican» (Ediciones Obelisco).

Su libro, originalmente publicado en el 2015, se convirtió rápidamente en un bestseller, y no solo en Alemania sino en todo el mundo.

Siguiendo las huellas del libro *La vida secreta de las plantas*, de Peter Tomkins y Christoper Bird (1973), con aquellas innovadoras teorías y experimentos con plantas para demostrar que tienen sentimientos y son criaturas comunicativas, Peter Wohlleben nos narra en su libro fascinantes historias sobre las insospechadas y extraordinarias habilidades de los árboles.

Uniendo sus experiencias de más de cuarenta años con los más modernos experimentos e investigaciones científicas, nos permite ver y sentir lo que ocurre dentro de un bosque.

Peter tiene poderosos argumentos que ponen seriamente en duda lo que se sabe comúnmente sobre los árboles: el hecho de considerarlos únicamente como máquinas productoras de oxígeno y materia prima para la

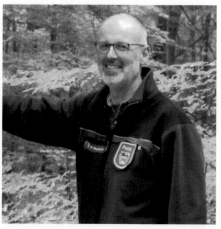

Peter Wohlleben

HISTORIA DEL PANDO

Se cree que Pando ha crecido durante gran parte de su vida bajo circunstancias ideales: los frecuentes incendios forestales han impedido a sus competidores, las coníferas, colonizar el área. Una variación climática de húmedo a semiárido ha obstruido el establecimiento de plántulas y la rivalidad que acompaña a los álamos más jóvenes.

Durante intensos incendios forestales, este organismo sobrevivió bajo tierra. Su sistema de raíces siempre dio lugar a nuevos tallos, una vez terminados los incendios. Si su edad postulada es correcta, el clima en el que Pando nació fue marcadamente distinto al de hoy, y puede haberlo sido hasta su última floración, hace unos 10.000 años. Además, las condiciones climáticas postglaciales han hecho muy difícil que nuevas semillas hayan podido brotar.

industria maderera. Hay mucho más que ver y descubrir en este universo subterráneo de la tierra.

En la época actual del cambio climático, la alta polución de plástico y CO_2, necesitamos ser capaces de comprender, proteger y ayudar a nuestros bosques supervivientes lo mejor que podamos.

Vida lenta = Vida larga

Los árboles tienen amigos, sienten soledad, gritan de dolor y se comunican bajo tierra a través de una *wood web*, la «red de madera». Algunos ejemplares actúan como padres y buenos vecinos. Otros hacen algo más que proyectar sombra; son brutales matones de especies rivales. Los jóvenes asumen riesgos bebiendo más de lo que deben y dejan caer las hojas, recordando luego las duras lecciones de sus errores.

También la de los árboles es una vida dura. Y, sobre todo, lenta. Su existencia transcurre a una velocidad mucho más pausada que la vida humana.

«*Durante mucho tiempo, ni siquiera yo conocía la lentitud del crecimiento de los árboles.*» –escribe Wohlleben (su nombre se traduce como «Buena vida»). «*Pero cuando empecé a investigar sus misterios fuera del reino del comercio forestal, tuve una visión más cercana.*»

Lo que encontró fue que lo que previamente había considerado una joven haya de 2,40 m, tras una investigación más profunda —contando el número de pequeños asentamientos que brotan cada año en sus ramas (la edad del árbol puede extrapolarse de la edad de su rama)— descubrió que ese árbol tenía alrededor de unos 80 años, tal vez más.

ALGUNOS DATOS INTERESANTES

• Los árboles pueden comunicarse
Científicos de la Universidad de Australia Occidental han registrado las raíces de las plántulas de grano crepitante a una frecuencia de 220 hercios. Cuando las raíces de otras plántulas fueron expuestas a crepitantes a esta frecuencia, orientaron sus puntas en esa dirección.

• Cuando los árboles están sedientos, comienzan a "gritar".
Todo esto ocurre a niveles ultrasónicos. No lo podemos oír paseando en el bosque. Los científicos del Instituto Federal Suizo para la Investigación Forestal, Nieve y Paisaje explican estos sonidos como vibraciones que ocurren en el tronco cuando el flujo de agua de las raíces a las hojas es interrumpido.

• A lo largo de sus vidas, los árboles **almacenan hasta 22 toneladas de dióxido de carbono** en sus troncos, ramas y sistemas radiculares.

• Los nogales tienen compuestos en sus hojas que repelen tan eficaz-mente a los insectos que a los amantes de los jardines a menudo se les recomienda poner un banco bajo un dosel de nueces si quieren un lugar cómodo para relajarse, porque aquí es donde tendrán la menor posibilidad de ser picados por mosquitos.

• Para que pueda hacer crecer su tronco, una haya madura necesita tanto azúcar y celulosa como la que hay en un campo de 2½ acres (alrededor de 1 hectárea) de trigo.

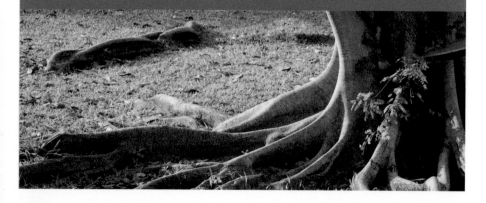

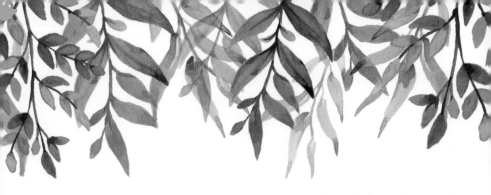

Esas «crías» de árbol sin duda estarían interesadas en crecer mucho más rápidamente, pero sus propios árboles maternos les privan la luz con sus copas, permitiéndoles así crecer solo al 3% de su capacidad.

«Los árboles jóvenes podrían crecer unos 45 cm por temporada. Desafortunadamente para ellos, sus propias madres no aprueban el crecimiento rápido. (…) Recibiendo el tres por ciento de luz —digamos, prácticamente nada—, con esa cantidad de luz solar un árbol puede fotosintetizar lo justo para mantenerse vivo.»

No tienen suficiente energía para crecer o rebelarse en contra de las enormes copas de los adultos que les arrebatan la luz. Sin embargo, este lento crecimiento es un método pedagógico que, de hecho, sirve para el bienestar de los más jóvenes.

El crecimiento lento permite a las células leñosas de los árboles gruesos y jóvenes no contener apenas aire, los cual los hace flexibles y resistentes a quebrarse durante las tormentas. Por otra parte, las setas y hongos lo tendrán más difícil para entrometerse dentro de sus resistentes troncos.

También en el reino de los árboles la «buena educación» es necesaria para una larga vida.

«Las madres árboles», tal como las describe el Dr. Suzanne Simmard, *«son árboles dominantes, ampliamente ligados a otros árboles a través de sus conexiones fúngico-raizales».*

El tiempo pasa extremadamente lento en este reino: esas pequeñas hayas de las que hablábamos tienen que esperar probablemente otros doscientos años de aburrimiento, antes de que llegue su turno.

Cuando el árbol madre finalmente abandona y cae, pasan al menos otros tres años para que los jóvenes árboles del jardín de infancia acostumbren sus hojas a resistir el 100% de la luz solar.

Ciertamente a las personas se nos escapa lo que puede llegar a ser vejez para un árbol, porque la moderna industria maderera otorga un máximo de 80-120 años antes de que los árboles de la plantación sean talados y convertidos en dinero.

Comunidad sobretodo

Wohlleben explica en su libro cómo descubrió y entendió la comunidad de los árboles al tropezar un día con un árbol caído hacía 4.500 años. Descubrió que, en algunos enigmáticos aspectos, todavía seguía vivo. Por ejem-

UN EJEMPLO DE COMUNICACIÓN ENTRE MISMAS ESPECIES POR EL OLOR

"Cuatro décadas atrás, los científicos notaron algo en la sabana africana. Las jirafas se estaban alimentando de espinas de las copas de las acacias. Y eso a los árboles no les gustaba un pelo. Unos pocos minutos fueron necesarios para que las acacias empezaran a segregar substancias tóxicas en sus hojas para librarse de los grandes herbívoros. Las jirafas captaron el mensaje y se trasladaron a otros árboles vecinos. Pero, ¿se trasladaron a árboles cercanos? No, fueron más lejos, dejando atrás unos cuantos árboles y reanudaron su alimentación cuando habían pasado 90 metros. (…) Las acacias que estaban siendo devoradas emitieron un gas de advertencia (concretamente, etileno) que avisaba a los árboles de su misma especie qué estaba pasando. Inmediatamente, todos los árboles alarmados segregaron toxinas en sus hojas para defenderse. Las jirafas se dieron cuenta del complot y abandonaron la zona, teniendo que irse mucho más lejos."

Peter Wohlleben, «La vida secreta de los árboles».

plo, había clorofila almacenada en el tocón. ¿Cómo era posible?

Las células vivas debían tener alimento en forma de azúcar. Debían ser capaces de respirar y crecer, al menos un poco. Pero sin hojas –y por lo tanto sin fotosíntesis— eso era imposible.

Ningún ser en nuestro planeta puede mantener un ayuno de siglos, ni si-

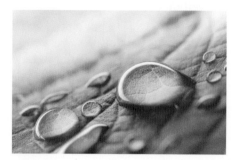

quiera los restos de un árbol caído. Y ciertamente no un tocón que hubiera sobrevivido por sí mismo. Estaba claro que algo más ocurría con ese tocón.

«Los científicos han descubierto que, en casos así, los nutrientes pueden haberse transmitido a través de los hongos –lo que facilita intercambio entre árboles– o bien que sus raíces pueden estar interconectadas. (…) No quise herir al viejo tocón cavando a su alrededor: las hayas circundantes bombeaban azúcar al tocón para mantenerlo con vida.»

Lo que da como resultado —y no solo a raíz de este descubrimiento— sino también gracias a larga observación y exploración científica del «tejido de conexión» en el suelo: los

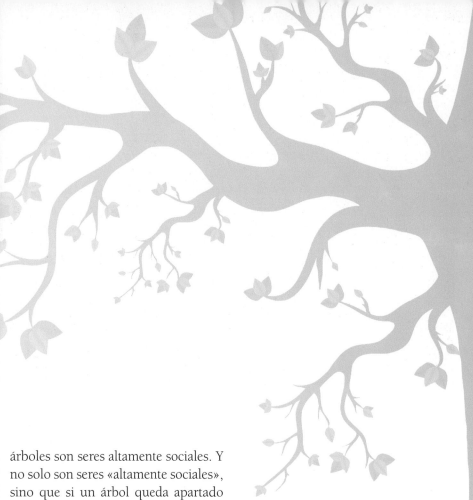

árboles son seres altamente sociales. Y no solo son seres «altamente sociales», sino que si un árbol queda apartado (por ejemplo, los árboles de las ciudades), es como un «chico de la calle»: vulnerable ante cualquier ataque, porque no puede recibir información de su «propia familia».

Las raíces bajo la tierra están interconectadas en una amplia red formada por millones de diferentes hongos, y eso opera como una *Wood Wide Net*, una especie de «Red de Madera», como el internet que usamos para comunicarnos online.

Los agricultores comparten alimentos con miembros de su propia especie por las ventajas en trabajar juntos.

También los árboles tienen ese sentido de comunidad, y cuentan con diferentes modos de comunicarse los unos con los otros.

Un cerebro salvaje
No podemos afirmar, claro está, que los árboles poseen un cerebro como el nuestro, engranado e intercomunicado con neurotransmisores para que la información viaje a la velocidad de la luz.

Sin embargo, los árboles tienen un sistema similar al neuronal en sus raíces. Cada árbol es capaz de tomar decisiones –por ejemplo, la reproducción es planeada al menos un año de antemano; las puntas de las raíces pueden decidir hacia qué dirección crecer, con qué hongos colaborar, etc.

Además, Wohlleben nos explica que los árboles también son capaces de aprender. A pesar de que nadie sabe exactamente en qué parte del organismo se almacena la memoria, se considera las raíces serían las partes más adecuadas para ello.

Es lógico que las raíces, de una manera u otra, den cobijo a las experiencias, ya que es la parte del árbol que cuida y mantiene la supervivencia de todo el organismo.

Por ejemplo, en el caso del Pando, la colonia de álamo temblón de 80.000 años de edad, o en el caso del abeto más viejo de la provincia de Dalarna, Suecia, cuyas raíces fueron examinadas usando carbono 14 y fue determinada una edad de 9.550 años, podemos decir que «la raíz es ciertamente un factor más decisivo que lo que crece por encima del suelo. (...) *Es la raíz la que ha soportado severos cambios en las condiciones climáticas. Y es la raíz la que consigue que vuelvan a crecer troncos una y otra vez. Es en las raíces donde permanecen siglos y siglos de experiencia almacenada, y esta experiencia permite sobrevivir al árbol hasta el día de hoy. Antes de esta investigación nadie tenía idea de que el abeto puede vivir más de quinientos años.»*

Ciertamente, las raíces son las responsables de toda actividad química del organismo. Ellas absorben sustan-

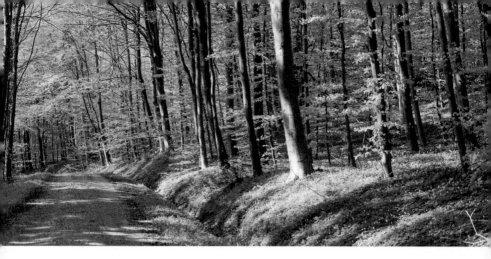

cias y las reparten por todo el árbol, y colaboran con los hongos compartidos con otros árboles, quienes proporcionan «la red mensajera» entre la comunidad. Los árboles proporcionan hasta una tercera parte de su producción total de azúcar para los hongos, lo que les permite conectar con cada ejemplar, recopilar y difundir información entre sus compañeros de especies. Los árboles se ayudan entre ellos.

A cambio de recibir una enorme cantidad de alimentos y energía, los hongos proporcionan otros servicios al árbol: por ejemplo, ellos filtran metales pesados, e incluso les proporcionan servicios médicos contra bacterias hongos destructivas.

Bajo tierra, cada especie de árbol lucha contra las otras para sobrevivir, y cada especie tiene su propia estrategia de supervivencia.

Maestros árboles

Los árboles fueron considerados durante mucho tiempo criaturas míticas, llenas de conocimiento y sabiduría, capaces de transmitir conocimiento a los humanos que sabían escucharlos.

En muchos mitos, y en las tradiciones culturales y religiosas conectadas con la tierra, los árboles eran criaturas sagradas, incluso consideradas deidades por la religión y el folklore, que les confiere su sitio como hogar de espíritus.

También encontramos numerosos cuentos de hadas donde los árboles tienen propiedades mágicas o son escondites de princesas.

Los árboles son para la mayoría de culturas símbolos de fertilidad, renacimiento e inmortalidad, especialmente los de hoja perenne.

El Árbol Cósmico —*Axis Mundi*– representa la inquebrantable orden eterna del mundo. Simboliza el centro, la conexión entre el Cielo y la Tierra.

El árbol también simboliza la parte femenina y los poderes de la vida.

El árbol nos ayuda a conectar con nuestros antepasados, y al dibujar nuestro árbol genealógico, en efecto, lo hacemos. Es también parte del sub-

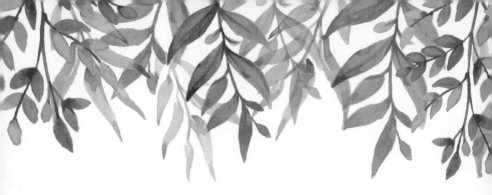

consciente colectivo, y está relacionado con los arquetipos.

Existe incluso un test psicológico llamado el *Baum-test* –el test del árbol– desarrollado por Charles Koch en 1952: anima a los pacientes a dibujar un árbol tal como lo imaginan en una hoja de papel en blanco, lo cual permite después una amplia interpretación. Corona, tronco, raíces y hojas son analizadas después por un psicólogo, valorando su tamaño, calidad, carencias y simetría. Todo ello se utiliza para evaluar las habilidades, pensamientos y sentimientos de un individuo.

Volvamos a la naturaleza

John Muir (1838-1914), un pionero de los preservadores en los Estados

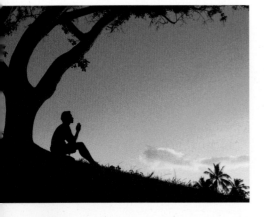

Unidos dijo que «*El camino más claro hacia el Universo es a través de un bosque primigenio.*»

Las personas actuales están completamente desconectadas de la naturaleza, tanto por dentro como por fuera. Reintroducir la naturaleza y dejar que ella recupere terreno es clave para nuestra supervivencia, tanto en un nivel psíquico como en el ecológico. Y cuando lo hagamos, tal vez podríamos reconsiderar la importancia de cada forma de vida en la Tierra y la naturaleza, como Peter, nuestro amigo guardabosques sugiere: «*La distinción entre planta y animal, después de todo arbitraria, depende de la forma en que un organismo se alimenta: el primero fotosintetiza y el ultimo devora otros seres vivos. De hecho, la única diferencia importante es la cantidad de tiempo que se tarda en procesar la información y traducirla en acción. ¿Significa eso que los seres cuya vida transita por la vía lenta valen automáticamente menos que los que van por la vía rápida? A veces mucho me temo que prestaríamos más atención a los árboles y a cualquier otra vegetación si pudiéramos dejar claro, sin lugar a dudas, cómo éstos se parecen en muchos aspectos a los animales*».

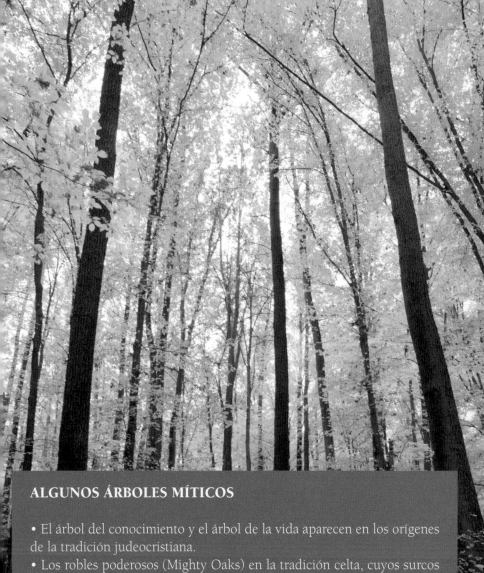

ALGUNOS ÁRBOLES MÍTICOS

• El árbol del conocimiento y el árbol de la vida aparecen en los orígenes de la tradición judeocristiana.

• Los robles poderosos (Mighty Oaks) en la tradición celta, cuyos surcos sagrados sirvieron como Templos de la Madre Tierra.

• El árbol Bodhi, la higuera sagrada bajo la cual Buda alcanzó la iluminación.

• Árboles sicómoros, mencionados en el Libro de los Muertos egipcio como parte del último lugar de descanso del alma.

• La Kabbalah representa el árbol de la vida.

• Yggdrasil es en la mitología nórdica el «Árbol del Mundo».

• Los Ents, árboles hablantes y andantes, son los pastores de los bosques en la obra de J.R.R. Tolkien «*El Señor de los anillos*».

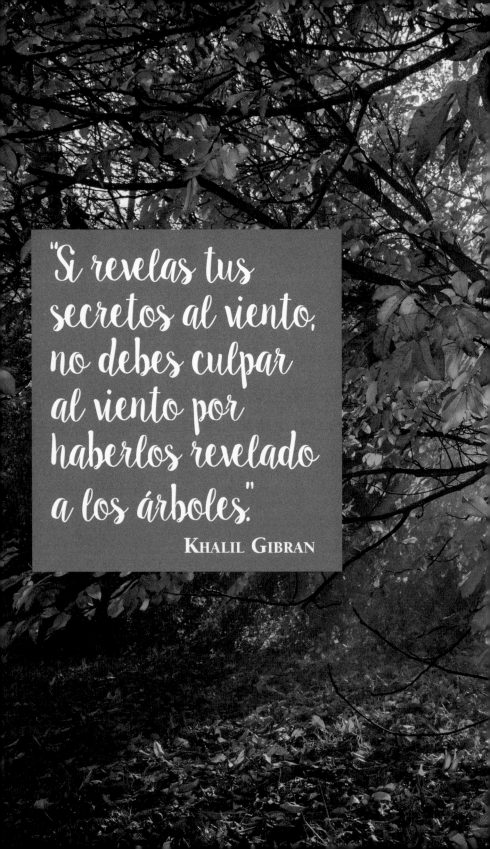

"Si revelas tus secretos al viento, no debes culpar al viento por haberlos revelado a los árboles."

KHALIL GIBRAN

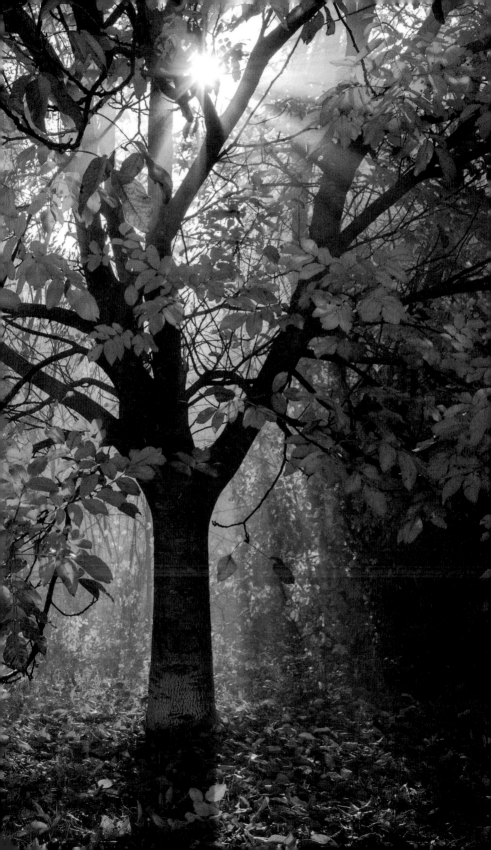

La medicina de los bosques

Los estudios científicos sobre el poder del *shinrin-yoku*, la terapia de los «baños de bosque», confirman que el contacto con el verde restaura y potencia la salud corporal y mental

En la película *Interstellar* de Christopher Nolan (2014), durante el largo viaje entre las estrellas, buscando nuevos mundos para salvar a la humanidad, vemos que estar encerrado en una astronave puede alterar la psique de una persona. Hay una escena donde el capitán Cooper está caminando en silencio, muy serenamente, mientras escucha algo. Pasa al lado de su compañero Romilly, que está sentado y deprimido en un rincón de la nave y le explica que no puede aguantar más aquel encierro.

Cooper intenta tranquilizarlo con unas pocas palabras, y luego le pasa sus auriculares. Es en este momento cuando oímos qué está escuchando «la banda sonora de la tierra», compuesta por cigarras, lluvia, viento, truenos…

Romilly se pone los auriculares con expresión desconfiada, pero cuando oye qué «música» se está reproduciendo, su rostro se relaja y reencuentra su esperanza y confianza en la misión.

Nuestra relación con la naturaleza siempre ha sido así de elemental y, aunque reconocemos que nuestra supervivencia depende de ella, vivimos en ciudades encerrados entre cuatro muros sin reconectar con nuestro verdadero hogar.

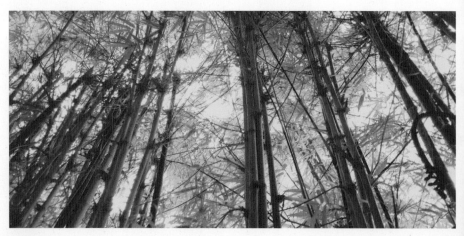

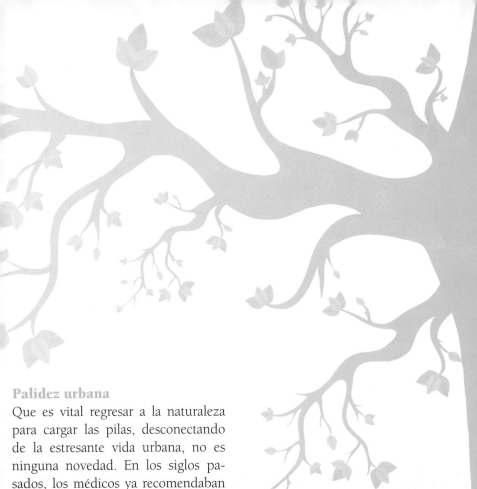

Palidez urbana

Que es vital regresar a la naturaleza para cargar las pilas, desconectando de la estresante vida urbana, no es ninguna novedad. En los siglos pasados, los médicos ya recomendaban estancias en el campo para pacientes con estrés, depresión, problemas de respiración, etcétera.

En nuestra época, la ansiedad se ha sumado a estos síntomas. Como afirmaba el doctor Mazda Adli, profesor de la Universidad Humboldt de Berlín: «si la densidad de población y el aislamiento social van de la mano, el estrés urbano puede acabar desatando enfermedades mentales en la población de riesgo». En su presentación de TED Berlín, este médico explicó que nuestro cerebro no ha evolucionado lo suficiente para vivir en ciudades superpobladas. El profesor opina que la vida urbana acabará afectando a la salud de la humanidad igual o más que el calentamiento global.

El color dominante de las ciudades, el gris, empalidece nuestro ánimo. Según las evidencias obtenidas en los estudios sobre los beneficios del color verde, incluso en entornos de oficina, poner plantas y pósters con tonos verdes ayuda a aliviar el estrés.

Del mismo modo, las líneas rectas de los entornos urbanos, tan opresivas y ordenadas, resultan extenuantes y estresantes para nuestro cerebro.

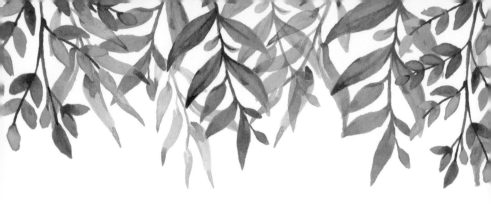

«Las aristas y las líneas rectas nos parecen amenazadoras porque, inconscientemente, las percibimos como algo ajeno a la naturaleza, que podría lastimarnos o ser peligroso», explican Héctor García y Francesc Miralles en su libro sobre ShinrinYoku (ver bibliografía).

Antoni Gaudí, el creador del templo de la Sagrada Familia, fue el primer arquitecto moderno en volver a los orígenes: dejó de utilizar las líneas rectas del hombre, y volvió a construir con las líneas curvas de la naturaleza «de Dios», en sus propias palabras.

Vagabundos de los bosques

En los siglos pasados encontramos a grandes filósofos y naturalistas que ya intentaron despertar nuestra consciencia a la importancia de reconectar con la naturaleza.

El filosofó francés Jean-Jacques Rousseau (1712-1778) estaba enamorado de la naturaleza: «He amado siempre, apasionadamente, el agua, y su vista me lanza a un sueño delicioso. Al levantarme, cuando hacía buen tiempo, no dejaba nunca de correr sobre la terraza para aspirar el aire salobre y fresco de

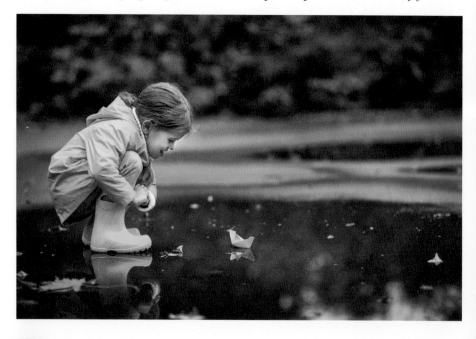

VIDA EN EL CAMPO	VIDA EN LA CIUDAD
Bajo riesgo de enfermedades mentales.	Mayor riesgo de enfermedades mentales.
Silencio o sonidos de la naturaleza.	Ruido y crispación.
Relación con pocas personas, pero con conexiones sociales más profundas.	Conexión con multitudes, pero vivimos rodeados de desconocidos.
Abundancia del verde.	Ausencia del color verde y supremacía del gris.
Líneas curvas e irregulares.	Aristas y líneas rectas.
Niveles bajos de cortisol y de otros muchos indicadores del estrés.	Cortisol (hormona del estrés) elevado.

la mañana y contemplar aquel hermoso lago, cuya ribera y las montañas que le rodean encantaban mi vida. No encuentro un homenaje más digno a la divinidad de esa admiración muda que excita la contemplación de sus obras y que no se expresa de una manera material.»

Henry David Thoreau (1817-1862), escritor y filósofo estadounidense, consideraba que las enfermedades mentales y corporales de la época moderna tenían su origen en el hábito antinatural de encerrarnos entre cuatro paredes y salir del encierro solo para hacer rápidos recados por la ciudad.

Para «curarse», se refugió durante dos años, dos meses y dos días en el bosque junto al lago Walden, para vivir en soledad y trabajar con sus manos. Esta experiencia le regaló todo lo que un ser humano necesita: auténtica libertad y conocimiento de sí mismo.

Cuando volvió a la civilización, publicó su diario con el título *Walden: de la vida en los bosques*, donde habla de los beneficios de estar en medio de la naturaleza y de caminar por la frondosidad del bosque, algo que pueden hacer —los beneficios son patentes ya con una escapada por semana— los que viven en la ciudad.

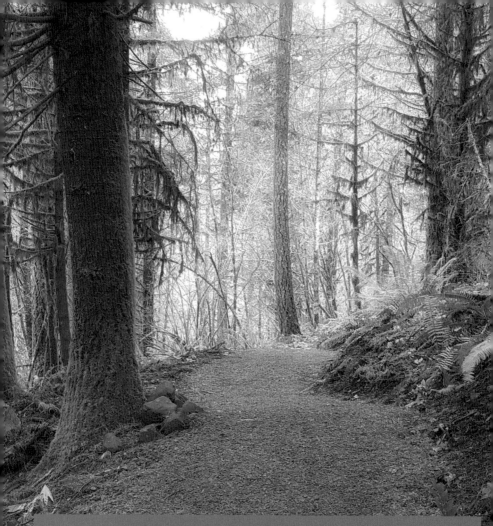

PASEAR PARA DESCONECTAR

«En el paseo de la tarde me gustaría olvidar todas mis tareas matutinas y mis obligaciones con la sociedad. Pero a veces no puedo sacudírmelas fácilmente. Me viene a la cabeza cualquier problema laboral, y ya no estoy conmigo mismo, sino fuera de mí.

Querría volver a ser yo mismo durante mis paseos. ¿Qué pinto en los bosques si estoy pensando en otras cosas? Sospecho de mí mismo, y no puedo evitar un estremecimiento cuando me sorprendo tan concentrado, incluso en lo que llamamos buenas obras, cosa que también sucede a veces.»

HENRY DAVID THOREAU

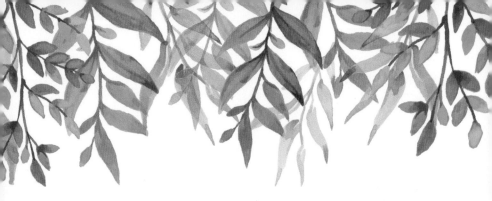

Otro norteamericano, cuya pasión para proteger los bosques creó los primeros parques naturales, fue John Muir (1838-1914). Muir nació en Escocia, y después de emigrar a los EEUU le impresionaron tanto sus paisajes que dedicó toda su vida a protegerlos.

Tal fue su influencia que, hoy en día, John Muir es conocido en los Estados Unidos como «el padre de los Parques Nacionales» y son varias las montañas y picos en diferentes estados que llevan su nombre.

Toda su vida luchó para que en California, Yosemite se convirtiera en un parque natural protegido. Un momento decisivo fue acompañar a Theodor Roosevelt en una ruta por sus amados bosques. El presidente quedó tan impresionado que quiso conocer al verdadero Yosemite, el corazón de aquel paraíso natural.

Se adentraron en las profundidades de los bosques, andando dos días y una noche, completamente solos. Y el presidente quedó tan impresionado con aquella aventura que dedicó los años siguientes a hacer más estrictas las regulaciones, no solo para proteger Yosemite, sino también otros tesoros naturales de los Estados Unidos. Cerca del final de su existencia, Theodor Roosevelt declaró que jamás pudo olvidar aquella noche con John Muir en el corazón de Yosemite.

Fitoncidas: el poder curativo del «veneno» verde natural

En 1928 se produjo un descubrimiento revelador gracias al biólogo ruso Boris P. Tokin (1900–1984). Experimentando en su laboratorio, Tokin identificó las sustancias que liberan las plantas para protegerse.

Estas sustancias son las llamadas *fitoncidas*, que previenen la putrefacción al ser atacadas por bacterias u hongos, o al ser heridas por insectos o animales.

Por ejemplo, el ajo, un remedio conocido desde la antigüedad, contiene alicina, un tipo de fitoncida muy poderosa que hoy en día forma parte de muchos remedios, tanto naturales como farmacéuticos. Más adelante veremos los fitoncidas un poco más de cerca.

Hay sustancias cuyo efecto es *hormético*, es decir, son beneficiosas solo en ciertas dosis, ya que, como escribió Paracelso, un médico de la Edad Media, «*el veneno está en la dosis.*»

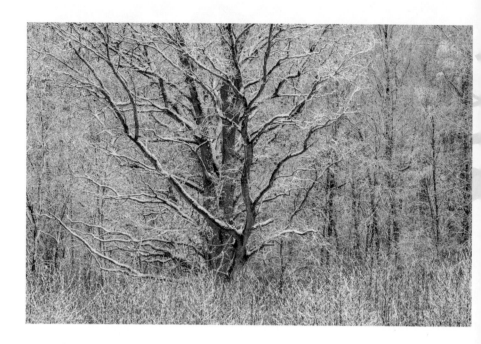

En nuestra vida cotidiana nos exponemos a agentes tóxicos como la contaminación, el alcohol, los excitantes o los alimentos procesados, entre muchos otros, lo que sumado al estrés y la ansiedad ponen en jaque nuestra salud.

Las fitoncidas que desprenden los árboles y plantas contrarrestan esos ataques para nuestra salud, ya que este «veneno» en dosis curativas produce el efecto contrario: aumenta nuestras defensas y nuestro bienestar general.

En Japón, la naturaleza siempre ha sido un pilar esencial de la salud y devoción de los habitantes. No solamente el sintoísmo pone la naturaleza en el centro de la existencia humana, cuyos templos son los bosques donde los practicantes acuden en busca de inspiración. También los templos budistas y monasterios suelen ubicarse en entornos naturales, así como las salas de meditación acostumbran a dar a jardines llenos de árboles.

El nacimiento del *shinrin-yoku*

La filosofía de regresar a los bosques para curarnos es por lo tanto antigua, pero las investigaciones científicas que empezaron en los años 80 en Japón han llamado la atención de las autoridades sanitarias, hasta convertirlo en tendencia en todo el mundo.

No solo ponen de relieve la importancia de proteger nuestros bosques de una manera más consciente, sino de la necesidad de que los urbanitas retomen el contacto con su hogar natural.

Todo empezó con la pregunta: ¿Por qué los beneficios de estar rodeados de naturaleza son tan manifiestos?

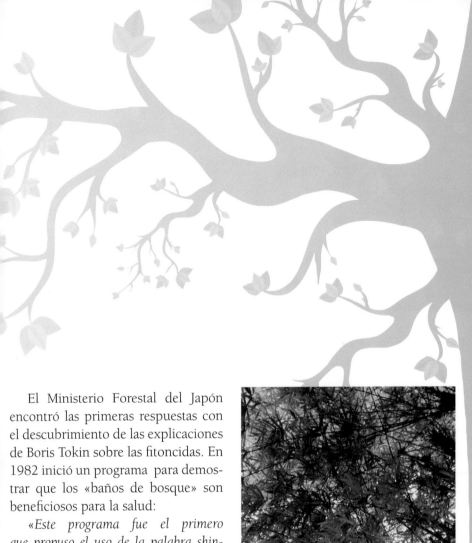

El Ministerio Forestal del Japón encontró las primeras respuestas con el descubrimiento de las explicaciones de Boris Tokin sobre las fitoncidas. En 1982 inició un programa para demostrar que los «baños de bosque» son beneficiosos para la salud:

«Este programa fue el primero que propuso el uso de la palabra shinrin-yoku, un neologismo en el idioma japonés que combinaba las palabras shinrin «bosque» y yoku «bañarse» en un solo término compuesto. Varios centros de investigación comenzaron a comparar los sujetos que seguían el programa nacional de shinrin-yoku y los que no.

Se publicaron muchos estudios con diferentes resultados, pero siempre a favor de la naturaleza. Los científicos comenzaron a sospechar que el «veneno» de los árboles, las fitoncidas, favorece cambios

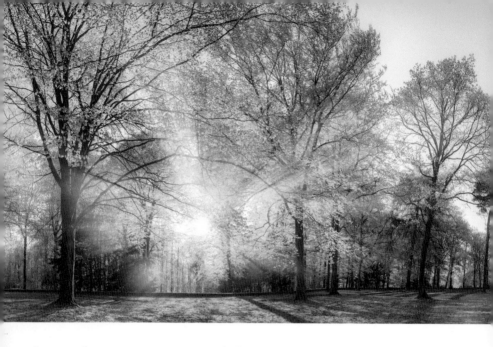

hormonales *que mejoran nuestra salud»*, explican los autores de *Shinrin-yoku*.

En los últimos años, los resultados científicos y prácticos han sido tan espectaculares que, primero en Japón y actualmente en todo el mundo, existen bosques y rutas específicas dedicadas a esta actividad preventiva para la salud.

¿Cómo practicar el baño de bosque?

El «baño de bosque» es una expresión metafórica que significa perdernos en él y dejar en casa nuestras dependencias: el teléfono móvil, las prisas o incluso la necesidad de llegar a alguna parte.

Se trata de caminar sin pensar hacia dónde vamos, pasear en la espesura con atención plena, es decir, integrarnos en la naturaleza con nuestros cinco sentidos corporales, en lugar de quedar atrapados en nuestra mente.

Esta experiencia de *Mindfulness* con los cinco sentidos se puede llevar a cabo en cualquier parque urbano o en el bosque. Realizando unas respiraciones profundas, nos enfocamos en acompañar nuestra respiración con nuestra atención, mientras nos preguntamos: *¿Qué veo? ¿Qué oigo? ¿Qué huelo? ¿Qué estoy tocando? ¿Qué sabor es ese?*

Un paseo por el bosque es además una oportunidad de sumergirnos en la filosofía del *wabi-sabi*, «la belleza de la imperfección», ya que en la naturaleza nada es recto del todo, nada es para siempre ni está terminado. Todo está en constante cambio y crecimiento.

Para profundizar en la esencia cambiante de lo natural, observar el juego de las luces y sombras que se produce cuando el sol atraviesa las ramas, llamado *komorebi* en japonés, es penetrar en el arte abstracto creado por la naturaleza.

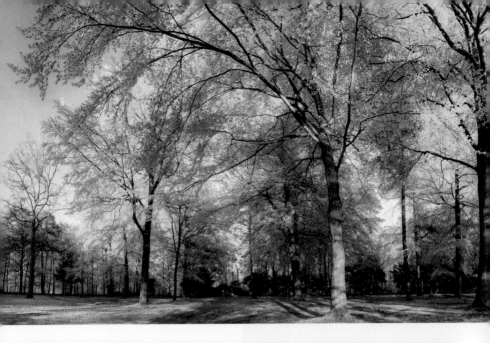

10 GRANDES BENEFICIOS PARA LA SALUD DEL SHINRIN YOKU CONFIRMADOS POR LA CIENCIA

1. Refuerza del sistema inmunitario, especialmente las células NK («natural killers» en inglés, las células «asesinas naturales»), que combaten directamente las células tumorales.
2. Contribuye a reducir la presión sanguínea y del ritmo cardíaco.
3. Reduce los niveles de estrés. Baja los niveles de cortisol, una de las hormonas del estrés.
4. Promueve la serenidad. Ayuda a que el sistema nervioso sea menos propenso a reacciones de «lucha o huida».
5. Mejora el estado de ánimo y la sensación general de plenitud.
6. Potencia la capacidad para concentrarse, incluso en niños con TDAH.
7. Acelera la recuperación después de operaciones quirúrgicas.
8. Favorece el buen sueño.
9. Incrementa la libido y la energía sexual.
10. Mejora la salud visual.

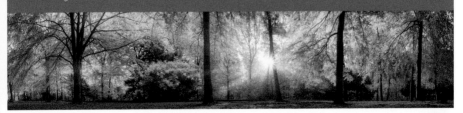

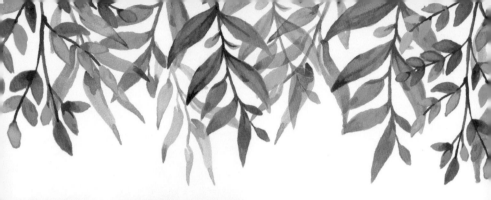

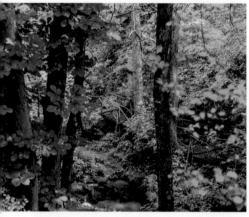

Al regalarnos una «sesión de bosque», los autores de *Shinrin-yoku* nos proponen 5 pasos para disfrutar plenamente de nuestra excursión sanadora:

1 **Entrégate totalmente a la experiencia, aquí y ahora**. Es decir, renuncia al *multitasking*, pon tu móvil en modo avión, y aunque estés con compañeros, intenta caminar en silencio, o solamente charlar de temas que no resulten estresantes para nadie.

2 **Ten una ruta en la mente, pero deja espacio para la improvisación**. Deja que tu curiosidad te guíe, date tiempo para poder sentarte un rato, para andar sin prisas y con toda la libertad para, si prefieres continuar

por otro sendero, poder cambiar la ruta a seguir.

3 **Respira lenta y profundamente.** Siente todo tu ser participando en ello, y deja que tu mente y tu cuerpo se inunden del verdor que te rodea.

4 **Deja pasar las nubes mentales,** ayudando a que tu ego desaparezca, rindiéndose a la belleza de la naturaleza.

5 **Siéntete parte del todo.** Puedes practicar el llamado *yugen*, que es la conciencia de sentirse Uno con las plantas, el bosque que te rodea, y con todos los seres humanos y con todo el universo.

Los diez principios del *shinrin-yoku*

¿Debo ir hasta un bosque muy lejano para practicar el *shinrin-yoku*? La verdad es que cualquier bosque y lugar nos sirve, siempre que esté lejos de autopistas y autovías. Es decir, refugiarnos en un espacio natural donde los ruidos «normales y corrientes» de nuestra vida ciudadana no lleguen.

Se trata de encontrar un camino silencioso, rodeado de verde, donde po-

LA FILOSOFÍA DE WABI-SABI

Solo lo imperfecto, solo lo incompleto, solo lo efímero es bello.

«Wabi es la sensación que nos provoca el cielo una tarde de otoño, la melancolía del color, cuando todo sonido ha sido silenciado. Esos momentos en los que, por alguna razón que la mente no puede explicar, las lágrimas comienzan a caer incontrolablemente.»

KAMO NO CHOMEI, poeta de siglo XII.

«Wabi significa originalmente «la tristeza de la pobreza». Pero, poco a poco, ha pasado a denominar una actitud ante la vida, con la que uno trata de resignarse a las condiciones difíciles de su existencia y aprende a ser capaz de encontrar paz y serenidad mental incluso bajo tales circunstancias. Sabi, principalmente un concepto estético, está íntimamente relacionado con wabi, una idea filosófica.»

MAKOTO UEDA, profesor emérito en la universidad de Stanford

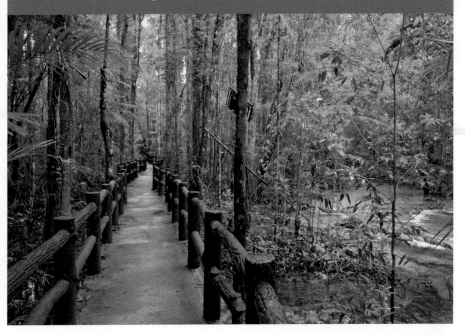

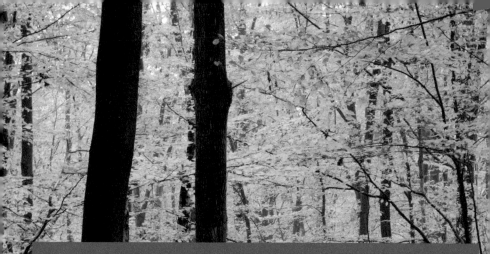

QUÉ HACER DURANTE EL *SHINRIN-YOKU*	QUÉ NO HACER DURANTE EL *SHINRIN-YOKU*
Estar consciente y centrado únicamente en la experiencia.	Distraerse con el Smartphone (hay que desconectarlo o ponerlo en modo avión).
Vaciar la mente.	Repasar problemas, compromisos y preocupaciones.
Olvidar el tiempo y las urgencias.	Mirar el reloj y tener prisa por completar la ruta.
Caminar relajados, detenernos cuando lo necesitemos, respirar.	Convertir la caminata en un deporte.
Hablar sobre lo que se observa en la naturaleza.	Hablar de política, de deportes o de noticias estresantes.
Buscar espacios de silencio.	Charlar todo el rato.
Anclarnos al presente.	Rumiar sobre el pasado o el futuro.
Olvidarnos del regreso a casa.	Pensar todo el rato en la vuelta a casa y lo que tenemos que hacer allí.

HÉCTOR GARCÍA – FRANCESC MIRALLES: *Shinrin-yoku*

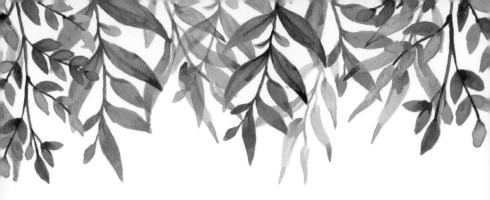

damos empezar a caminar sin prisas, respirando y escuchando los sonidos del bosque.

Tal como le sucede Romilly en *Interstellar*, podemos dejar ir todo lo que nos preocupe para regalarnos unas horas de recarga, y volver así de la naturaleza reconstituidos de cuerpo y de mente.

Los diez principios del *shinrin-yoku* propuestos en el libro de Héctor García y Francesc Miralles nos ayudan a alcanzar nuestro propósito de desconexión de la vida cotidiana:

1 **Báñate en verde una vez por semana.** La ciencia ha demostrado que los efectos beneficiosos del shinrin-yoku para la salud se extienden durante varios días hasta una nueva inmersión en los bosques.

2 **Vive con *mindfulness*.** La serenidad y la riqueza de estímulos de la naturaleza son un excelente campo de prácticas para la atención plena y para abrir nuestra percepción a los cinco sentidos.

3 **Abraza un árbol.** Desde los antiguos celtas, existe la creencia de que tomar contacto con un tronco

vivo nos recarga de energía a la vez que afloja las tensiones y ansiedades.

4 **Escucha el canto de los pájaros.** Numerosos estudios han demostrado que el trino de las aves, incluso en una grabación, es terapéutico y facilita la concentración, la confianza y la relajación.

5 **Camina sin rumbo.** Una vez cruzas las puertas de la naturaleza, olvídate de las prisas e, incluso, como el buen viajero, no quieras llegar a nin-

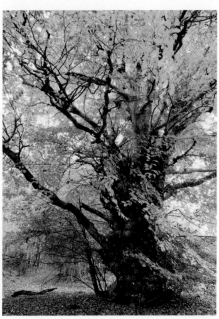

gún lugar concreto; deja que tus pies y tu inspiración marquen el camino.

6 **Detente a respirar.** Está científicamente probado que las fitoncidas que desprende la naturaleza incrementan nuestra protección contra numerosas enfermedades, además de levantar nuestro estado de ánimo.

7 **Escribe un *haiku*.** Podemos llevarnos a casa un trozo de bosque capturando el momento con un bre-ve poema de nuestro puño y letra, o incluso inmortalizando lo que vemos con un dibujo en nuestro cuaderno.

8 **Inspírate en el *wabi-sabi*.** En la naturaleza nada es perfecto, nada está acabado ni es para siempre. «La belleza de la imperfección» nos enseña a aceptarnos y a ver en nuestras carencias una oportunidad de crecimiento.

9 **Toma una taza de té.** Después de un agradable paseo por la natura-

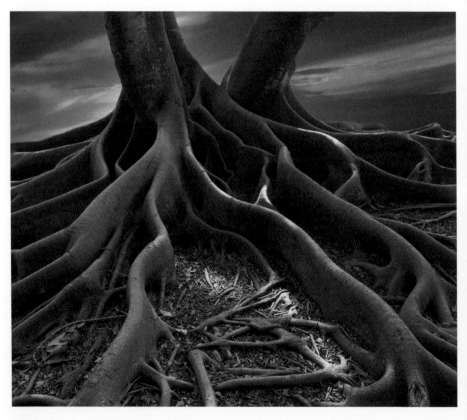

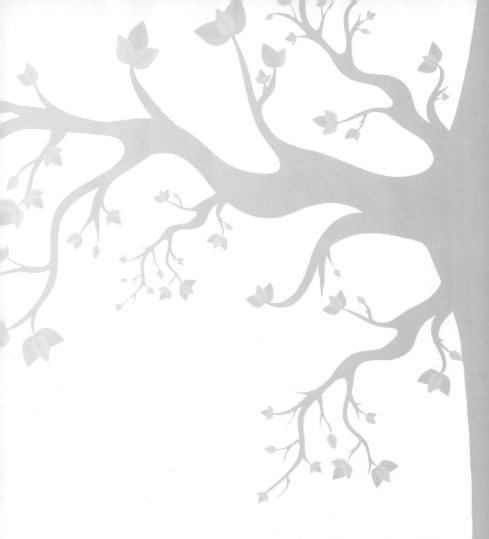

leza, pero también en una pausa de la jornada laboral, una infusión de hojas del bosque nos devolverá la vitalidad, además de favorecer la atención plena.

10 **Siente el *yugen*.** Experimenta el placer y la conexión profunda de ser uno con la naturaleza a través de la meditación, tanto si estás sentado o tendido como si eres consciente de cada paso. Formas parte del universo y el universo eres tú.

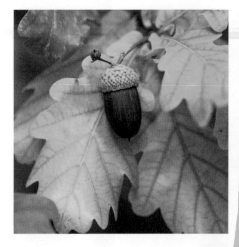

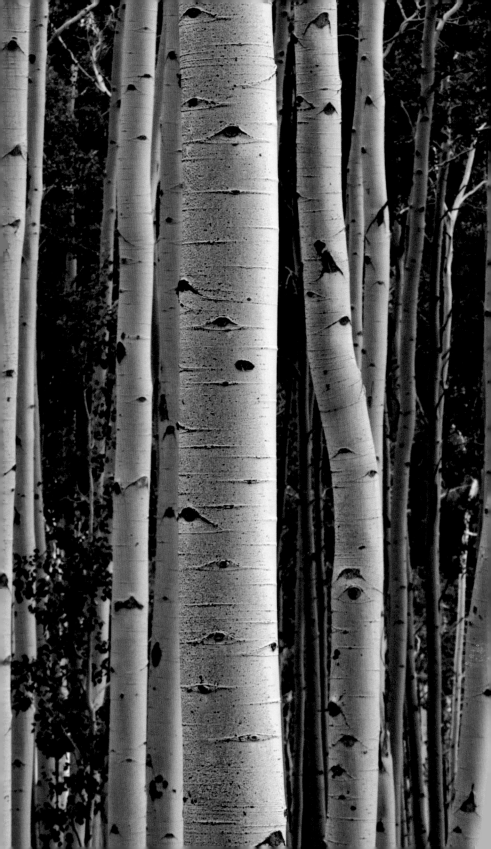

Mantente cerca
del corazón de la
naturaleza y, de vez
en cuando, sube una
montaña o pasa un
fin de semana en los
bosques. Así dejarás
limpio tu espíritu.

John Muir

Naturaleza y salud

El poder de los árboles.
Cómo empezó todo

En Japón hay una importante medicina preventiva que sigue un número creciente de la población. Nacida de la intuición, esta medicina ahora es apoyada por un creciente cuerpo de médicos e investigadores científicos que respaldan sus múltiples beneficios.

Como decimos, la palabra *shinrin-yoku* como fue acuñada en 1982 por Tomohide Akiyama, director de la Agencia Forestal japonesa. Se puede traducir literalmente. como «baño de bosque» y se usa de manera similar a «tomar el sol» y «baño de mar». No tomamos un «baño» literalmente, pero sí que nos bañamos plenamente y con todos los sentidos en el ambiente y las energías sutiles del bosque, experimentando muy de cerca los beneficios de la naturaleza para la salud.

El éxito

Hoy lo conocemos como la práctica de caminar lentamente por el bosque, sin

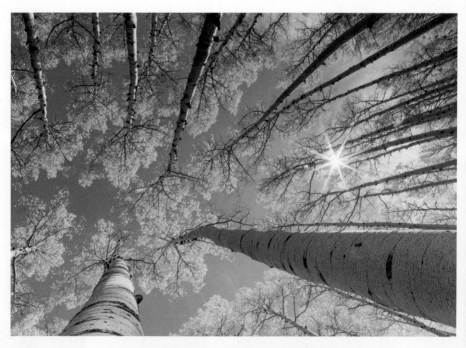

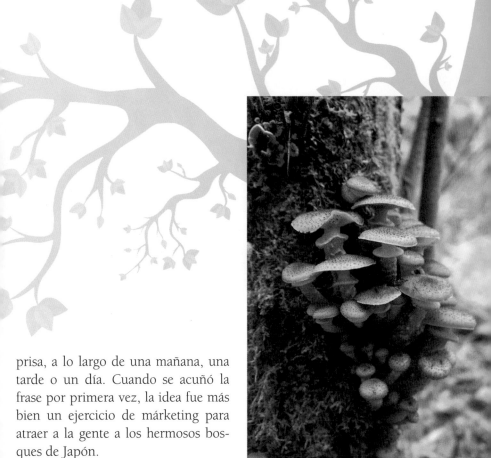

prisa, a lo largo de una mañana, una tarde o un día. Cuando se acuñó la frase por primera vez, la idea fue más bien un ejercicio de márketing para atraer a la gente a los hermosos bosques de Japón.

El fenómeno es que, desde entonces, los científicos, tanto en Japón como en bastantes países de todo el mundo se han puesto a estudiar los efectos fisiológicos y psicológicos de la naturaleza, y específicamente los bosques, sobre la salud y bienestar humanos. Se trata de investigar y comprender bien qué es lo que hace que nos sintamos mejor cuando estamos rodeados de naturaleza.

Los fitoncidas

¿Qué poder tienen los árboles para crear este efecto curativo tan saludable? ¿Cómo lo hacen? Además del papel sanador que ejercen los cinco sentidos en los baños de bosque (el silencio y los sonidos de la naturaleza, el tacto del entorno, los sabores y las imágenes…) ejercen un potente impacto en nuestro bienestar. Seguramente este efecto se da más desde la nariz hasta el interior de nuestros pulmones; el sentido del olfato despierta y genera en el organismo un potente efecto que va mucho más allá de los aromas.

Respirar la **aromaterapia natural** del bosque (las sustancias químicas de las plantas, conocidas en general como

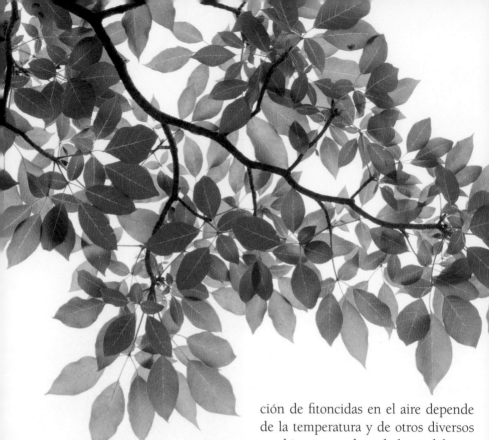

fitoncidas) propicia este enorme impulso al sistema nervioso y despierta el sistema inmunitario en el organismo.

El aire del bosque contiene una mayor concentración de oxígeno, pero sobre todo, está lleno de fitoncidas. Como, los aceites naturales de las plantas ricos en **terpenos** e infinidad de sustancias naturales que forman parte del sistema de salud y defensa del árbol. Los árboles segregan fitoncidas para protegerse de las bacterias, de los insectos y de los hongos.

Los fitoncidas también forman parte de la red de comunicación entre los árboles, el modo en que los árboles se hablan entre sí. La concentra-

ción de fitoncidas en el aire depende de la temperatura y de otros diversos cambios que se dan a lo largo del año. Cuanto más calor hace, más fitoncidas hay en el aire. La concentración de fitoncidas alcanza su máximo cuando se alcanzan temperaturas de unos treinta grados.

Aromas y terpenos

Los fitoncidas varían de una especie de árbol a otro, y pueden tener olores muy específicos. Uno de los olores más familiares en Japón es el del ciprés hinoki (*Chamaecypariso btusa*). Para muchos japoneses es un olor que despierta sentimientos y evoca recuerdos, porque es la madera que se usa para construir las casas y las bañeras, e incluso algunos santuarios. Los árboles de hoja perenne, como los pinos,

LOS TERPENOS

Son moléculas muy abundantes en mundo vegetal y podemos encontrarlos en los alimentos verdes, productos de la soja y en los cereales, constituyendo uno de los grupos más amplios de fitonutrientes. En las personas actúan como antioxidantes protegiendo las grasas, la sangre y demás fluidos corporales del ataque de radicales libres. Tienen, por tanto, una actividad anti envejecimiento.

Los terpenos se encuentran sobre todo en las plantas, de cuyas flores, hojas o frutos se obtienen en forma de aceites esenciales mediante destilación con vapor de agua. En los organismos animales son más raros, y actúan fundamentalmente como precursores en la síntesis de esteroides. Son terpenos lo que da coloración a la zanahoria, lo que participa en la síntesis de las vitaminas A, E y K, y es un terpeno eso que nos hace llorar cuando partimos una cebolla.

Los terpenos se pueden obtener por síntesis química, pero resulta muy laboriosa y suele partir de un terpeno natural. Muchos terpenos tienen un olor y sabor característicos y se utilizan en perfumería, aromaterapia y en la alimentación.

cedros, abetos y otras coníferas, son los mayores productores de fitoncidas.

Entre los principales componentes de los fitoncidas están los terpenos que, dicho de forma muy general, es lo que principalmente olemos al practicar *shinrin-yoku* en el bosque. Entre los principales terpenos tenemos:

• **Alfa-pineno:** es el terpeno más habitual en la naturaleza y tiene un aroma muy fresco, a pino.
• **Beta-pineno:** huele más a hierba, como la albahaca o el eneldo.
• **Canfeno:** con un olor a trementina o a resina.
• **D-limoneno:** el aroma del limón.

El alfa-pineno, el beta-pineno y el D-limoneno son los fitoncidas que podemos medir en los bosques, tal como han hecho los pioneros japoneses del *shinrin-yoku* en sus estudios sobre el estado de ánimo. Se sabía que el uso de aceites esenciales en aromaterapia ayuda a combatir la depresión y a superar la ansiedad, así que parecía evidente que los fitoncidas del aire algo tendrían que ver con el auténtico efecto relajante que se observa en las personas practicantes de los baños de bosque.

Pero hasta los trabajos del Dr. Qing Li, todavía no se habían realizado estudios del efecto de los fitoncidas so-

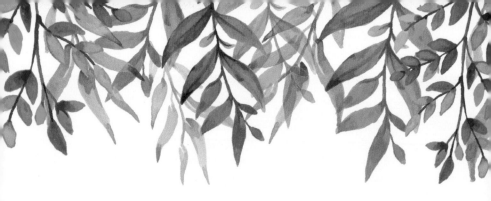

bre la función de las células NK (las células encargadas de las defensas del organismo). Vamos a verlo en un momento.

En su primer experimento, el doctor Qing Li incubó células NK humanas con fitoncidas durante cinco días, con estos aceites esenciales de madera:

• Aceite de las hojas de *Chamaecyparis* (hinoki)
• Aceite del tronco de *Chamaecyparis* (hinoki)
• Aceite del tronco de *Crytoperia* (cedro japonés)
• Aceite del tronco de cedro blanco (hiba)
• Aceite del tronco de *Chamaecyparis taiwanensis*
• Alfa-pineno, 1.8-cineol y D-limoneno

Tras cinco, seis o siete días de incubación, los resultados mostraron que tanto la actividad de las células NK como la presencia de proteínas anticancerígenas (perforina, granzima A y granulisina) habían aumentado.

El aroma del sistema inmunitario

Lo siguiente que había que hacer era poner a prueba el efecto de los fitoncidas sobre la función inmunitaria en las personas. Dice el Dr. Qing Li: «Esta vez, alojé a doce hombres sanos de mediana edad en un hotel de Tokio durante tres noches; vaporicé aceite de tronco de hinoki en sus habitaciones mientras dormían».

«De todos los fitoncidas, el olor del hinoki es el que más me gusta. Para mí es un olor nostálgico, que me recuerda muchas ocasiones felices. A los participantes les dejé escoger entre los diferentes aceites esenciales, pero todos escogieron el hinoki (¡como habría hecho yo!)».

«Durante el invierno, vaporizo aceite esencial de hinoki con un humidificador en mi habitación cada día, por su efecto saludable. Durante el verano, suelo poner un frasco de aceite de hinoki en mi habitación para aromatizarla».

Pero volvamos al experimento: todos los hombres se acostaron a las 23.00 y durante el día trabajaron normalmente. Para asegurarse de que no había factores extraños, durante el estudio el doctor limitó la actividad

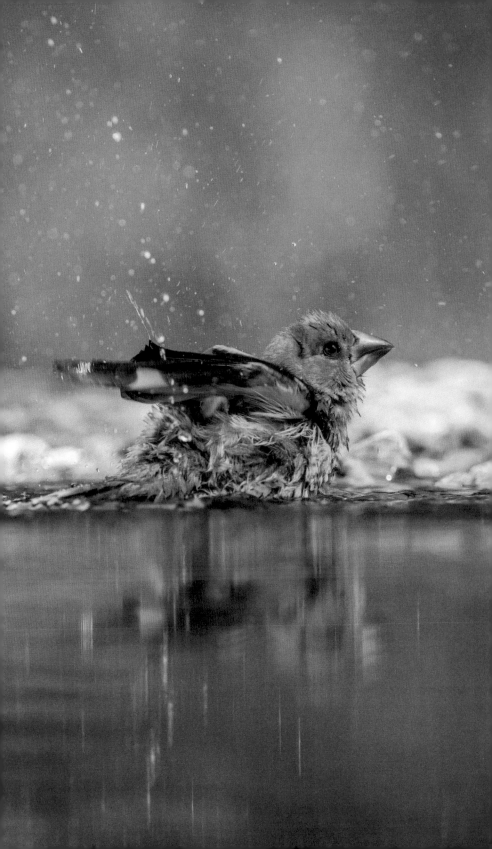

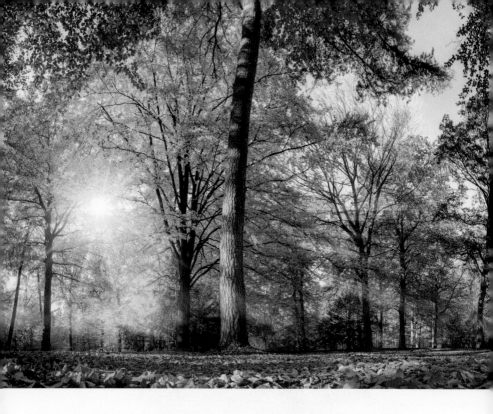

física a la distancia que solían caminar durante un día normal de trabajo. También midió la concentración de fitoncidas en el aire de las habitaciones del hotel.

Los resultados demostraron que la exposición a los fitoncidas:
• Aumentaba significativamente el recuento de células NK y su actividad, además de potenciar la actividad de las proteínas anticancerígenas.
• Reducía significativamente los niveles de hormonas del estrés.
• Aumentaba las horas de sueño.
• Reducía los marcadores de tensión ansiedad, ira-hostilidad y fatiga confusión.

Otros investigadores han demostrado que los fitoncidas pueden:

• Estimular el buen humor.
• Rebajar significativamente la tensión arterial y la frecuencia cardiaca.
• Aumentar la variabilidad de la frecuencia cardiaca.
• Anular la actividad del sistema nervioso simpático y aumentar la del parasimpático, equilibrando el sistema nervioso y propiciando un estado de bienestar y relajación.

De hecho, un estudio del Departamento de Psiquiatría de la Universidad de Mie, en Japón, ha demostrado que la fragancia cítrica del fitoncida D-limoneno es más efectiva que los antidepresivos para potenciar el buen humor y asegurar el bienestar emocional en pacientes con trastornos mentales.

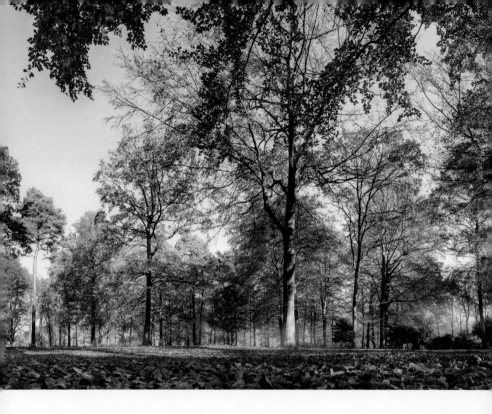

Hospital Naturaleza

Un ejemplo de la capacidad que tienen los aceites esenciales para reducir el estrés fue la demostración que hicieron dos enfermeras que trabajaban en el Departamento de Urgencias del centro médico de la Universidad Vanderbilt (EEUU). Tanto ellas como sus colegas experimentaban frecuentemente un elevado nivel de estrés y de fatiga. Como las dos enfermeras habían usado en casa aceites esenciales para gestionar el estrés y el agotamiento. Probaron el efecto que obtendrían vaporizando aquellos aceites por todo el departamento.

Tras seguir todos los protocolos, los resultados demostraron el enorme impacto que puede tener vaporizar aceites en un entorno de trabajo tenso. Antes del uso de los aceites esenciales, el 41 por ciento del personal manifestaba sentir tensión relacionada con el trabajo con mucha frecuencia. Tras la vaporización de los aceites en el departamento, el índice bajó al 3 por ciento. Antes del uso de los aceites esenciales, el 13 por ciento del personal manifestaba que se sentía bien equipado para gestionar las situaciones de estrés del trabajo. Después, la cifra aumentó hasta el 58 por ciento. Los niveles de energía aumentaron del 33 al 77 por ciento. Al final del estudio, el 84 por ciento del personal estaba «muy de acuerdo» en que la vaporización de aceites esenciales contribuía a crear un ambiente de trabajo más positivo.

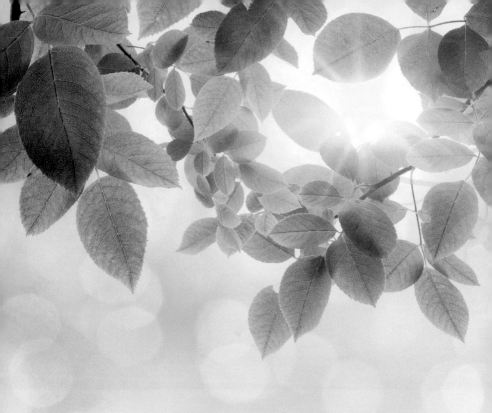

La declaración de objetivos del comité de bienestar listó sesenta y ocho hospitales y otras instituciones estadounidenses que ya habían empleado aceites esenciales; observó que el Harris Methodist Hospital de Fort Worth, en Texas, usa treinta y tres tipos diferentes de aceites esenciales procedentes de su propia farmacia.

Las enfermeras dijeron: «Imaginad las posibilidades que se abren si los aceites esenciales pueden ejercer este tipo de impacto en el trabajo, cambiando incluso la percepción que tiene cada uno de su estrés y su nivel de energías». ¡Ya quisieran las empresas farmacéuticas disponer de una píldora que tuviera este poder!

Hoy en todo el mundo tiene algún aceite esencial en casa…

Salud y microbios

También hay una sustancia en la tierra que respiramos cuando caminamos por el bosque y que nos hace sentir mejor. Se trata de una bacteria común e inocua, la *Mycobacterium vaccae*.

Los efectos beneficiosos de la *Mycobacterium vaccae* los descubrió casi accidentalmente la doctora Mary O'Brien, oncóloga en el Royal Marsden Hospital de Londres. Estaba llevando a cabo un experimento para ver si una inyección de *M. vaccae* potenciaba el sistema inmunitario de los pacientes con cáncer de pulmón, ayudándolos a combatir la enfermedad. Su experimento no demostró que lo hiciera, pero sí hizo un descubrimiento inesperado: la inyección

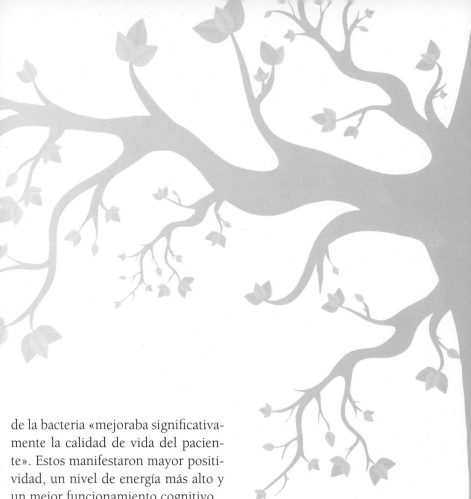

de la bacteria «mejoraba significativamente la calidad de vida del paciente». Estos manifestaron mayor positividad, un nivel de energía más alto y un mejor funcionamiento cognitivo.

Unos años después, un grupo de científicos de la Universidad de Bristol inyectaron la *M. vaccae* a unos ratones. Intentaban descubrir por qué, cuando la gente enferma, tiende a deprimirse. Tras la inyección, observaron que los ratones se comportaban como si estuvieran tomando antidepresivos. Eso resultaba muy interesante en sí mismo, pero los científicos también descubrieron algo más.

Las neuronas que se activaban eran las asociadas con el sistema inmunitario, lo que sugería que hay una conexión muy estrecha entre este sistema y nuestras emociones. En otras palabras, la tierra estimula el sistema inmunitario, y un sistema inmunitario potenciado nos hace sentir mejor.

Cada vez que cuidamos el huerto o el jardín o que comemos una verdura arrancada del suelo, estaremos ingiriendo *M. vaccae* y recibiendo ese estímulo. Otro ejemplo de los beneficios que recibe nuestra salud cuando nos sumergimos en el bosque usando todos los sentidos con plena conciencia. Un muy buen motivo para ensuciarnos de tierra las manos...

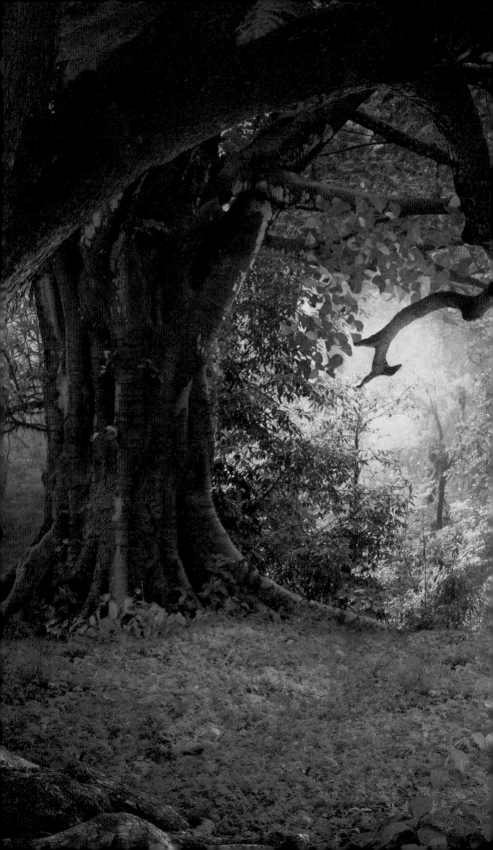

Todo el mundo necesita la belleza tanto como el pan, lugares para jugar y meditar donde la naturaleza cura y da fuerza al cuerpo y al alma.

JOHN MUIR

Baños de bosque para la salud

La cultura japonesa y la naturaleza: *Shinrin-yoku*

Como vamos viendo en el libro, *shinrin-yoku* es, en pocas palabras, la práctica de caminar lentamente por el bosque, sin prisa, durante una mañana, o una tarde, o un día. Cuando se acuñó la frase por primera vez, la idea fue más bien un ejercicio de marketing para atraer a la gente a los hermosos bosques de Japón.

El fenómeno es que, desde entonces, los científicos, tanto en Japón como en bastantes países de todo el mundo se han puesto a estudiar los efectos fisiológicos y psicológicos de la naturaleza, y específicamente los bosques, sobre la salud y bienestar humanos. Se trata de investigar y comprender bien qué es lo que hace que nos sintamos mejor cuando estamos rodeados de naturaleza.

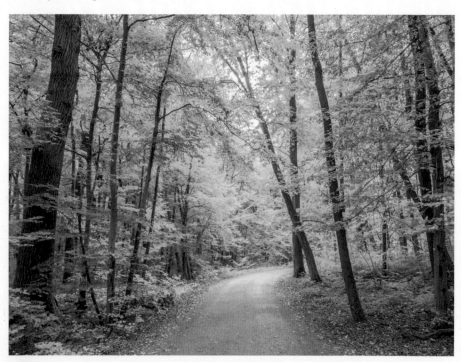

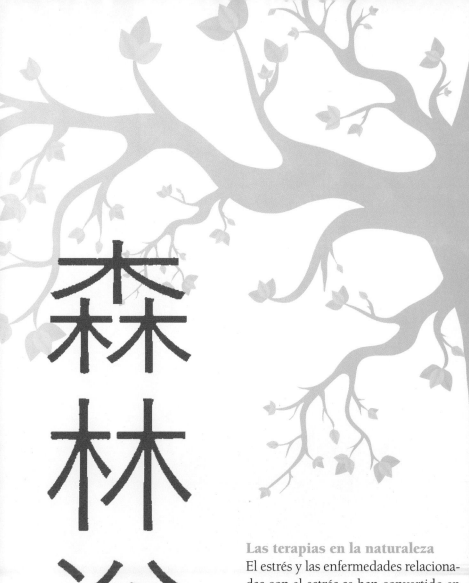

森林浴

Los caracteres japoneses para *shinrin-yoku*. El primer caracter es un bosque (tres árboles), el segundo un bosque (dos árboles) y el tercero «baño» (agua que fluye a la izquierda y un valle a la derecha).

Las terapias en la naturaleza

El estrés y las enfermedades relacionadas con el estrés se han convertido en una carga social, por eso no ha de sorprendernos que exista una atención hacia los bosques y al mundo natural. En las terapias de la naturaleza se utiliza un enfoque preventivo para reducir el nivel de estrés, mejorar la calidad de vida y reducir potencialmente el costo y la tensión en los servicios de salud que causan las enfermedades relacionadas con el estrés.

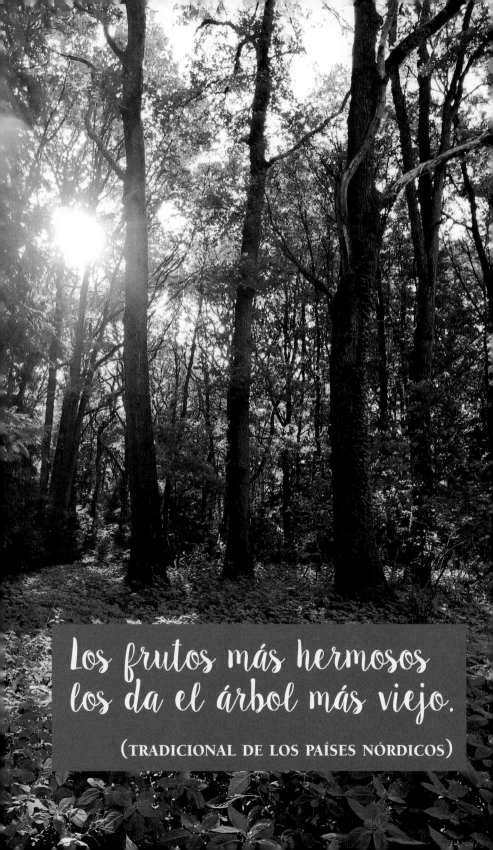

Los frutos más hermosos
los da el árbol más viejo.

(TRADICIONAL DE LOS PAÍSES NÓRDICOS)

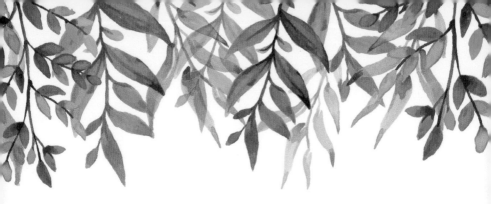

Intuitivamente, el mundo natural nos hace sentir relajados, pero la intención, con las terapias de la naturaleza, es conocer científicamente esos efectos con la ciencia y usarlos como medicina preventiva para mejorar el bienestar en la actualidad.

Las terapias de la naturaleza no son invasivas y aprovechan una cualidad que nuestros cuerpos ya poseen: su adaptación a la naturaleza. No solo los bosques pueden tener un efecto beneficioso en nuestro bienestar. Se ha demostrado que otros estímulos naturales, como los que encontramos en los parques, las flores y el universo floral –incluso los trozos de madera– poseen la capacidad de reducir el estrés, lo cual los convierte en un interesante recurso para la gran mayoría de personas que viven en las ciudades.

¿Necesitamos la terapia del bosque?

Precisamente en los últimos años, las enfermedades relacionadas con el estrés se han convertido en un problema social de grandes dimensiones. Con o sin pantallas, los actuales sobreestímulos facilitan un estado de que, además de una exagerada excitación, fragmentación y dispersión, favorecen

una mayor predisposición del organismo a las enfermedades. La atención hacia este tipo de terapias, es un buen ejemplo de cómo, de forma natural y de bajo costo podemos aliviar este problema.

Por ahora el *shinrin-yoku* no se prescribe para enfermedades muy concretas, pero ofrece un incuestionable efecto médico preventivo que hace mucho menos probable la aparición de la enfermedad.

Solo en Japón existen hoy más de 60 senderos oficiales de terapia forestal, bajo el seguimiento de un organismo oficial («Sociedad de Terapias del Bosque»). Y existe también un número creciente de médicos certificados en medicina forestal.

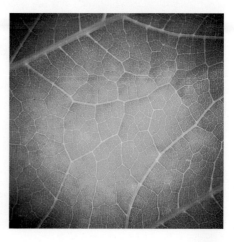

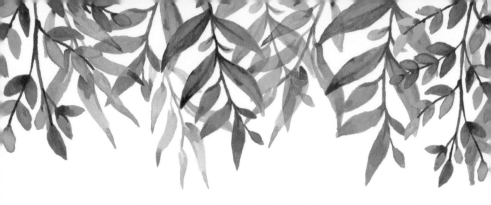

La presión arterial, por ejemplo

El concepto básico detrás de la terapia de la naturaleza es aumentar la relajación fisiológica y actuar como un medicamento preventivo al mejorar la resistencia natural del cuerpo a la enfermedad.

Además, la terapia de la naturaleza tiene un efecto de ajuste fisiológico, lo que significa que tiene un efecto diferente en cada persona. Al principio los investigadores pensaban que había errores en la forma en que se recopilaban los datos, pero enseguida descubrieron que los diferentes resultados experimentados por diferentes personas son de hecho reales. Un buen ejemplo es la presión arterial.

Hoy se sabe que la terapia forestal reduce la presión arterial en aquellas personas que comienzan con presión arterial alta, mientras que aumenta la presión arterial en aquellas personas que comienzan con presión arterial baja. Este efecto hace que la terapia sea especialmente valiosa, ya que se

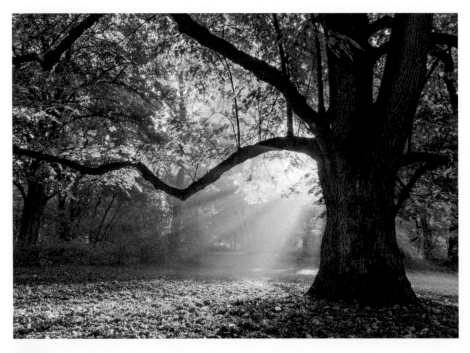

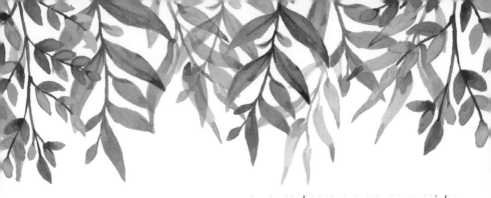

El retorno a la naturaleza

Han transcurrido unos siete millones de años desde que nuestros antepasados comenzaron a recorrer el camino que ha llevado a los humanos a lo que somos hoy, pero llevamos menos de trescientos años desde la Revolución Industrial, cuando millones de personas se mudaron al entorno urbano. En 1800, solo el 3% de la población mundial vivía en zonas urbanas. En 1900, esta cifra se acercaba al 14% y en 2016 llegó al 54%. En las Naciones

lo que vivimos en nuestra sociedad moderna con un cuerpo que aún está adaptado al entorno natural. Además, la rápida expansión de la tecnología informática de las últimas décadas nos ha convertido en seres tremendamente dependientes de la tecnología y alejados de la naturaleza.

El antropólogo fisiológico japonés Masahiko Sato, describió en una de sus obras cómo aparecieron ciudades recientemente en la historia de la humanidad, cómo evolucionaron todas

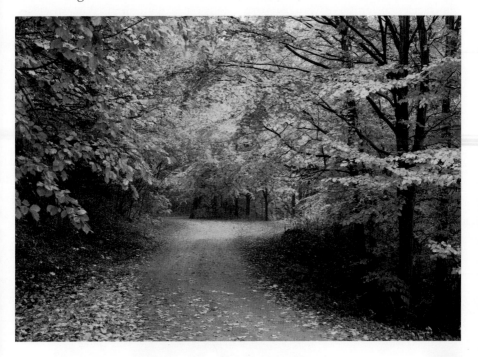

nuestras funciones fisiológicas en un entorno natural y cómo se crearon esas funciones para un entorno natural.

Cuando entramos en contacto con la naturaleza, por ejemplo con los bosques, parques y flores, nos sentimos relajados. Esto se debe a que nuestros cuerpos (incluidos nuestros genes) se hicieron para adaptarse a la naturaleza. Las investigadoras neozelandesas Mary Ann O'Grady y Lonny Meinecke, la fueron pioneras en la teoría de *Retorno a la Naturaleza*.

Aunque el filósofo español Agustín García-Calvo nos advertía de «la destrucción por la construcción», la urbanización sostenible es crucial para la humanidad, incluida la toma en consideración en serio de la salud y el bienestar de sus moradores.

Las ciudades no son intrínsecamente malas, pero nuestros cuerpos necesitan la naturaleza para regularse y sentirse más cómodos: «esto era lo que sabíamos, pero si queríamos que la terapia forestal fuera reconocida como medicina preventiva para todos, debíamos demostrar cómo nuestra fisiología responde a diferentes hábitats», afirma el profesor Yoshifumi Miyazaki, pionero en la terapia de los bosques.

El sistema nervioso

Vivimos en sociedades caracterizadas por la urbanización, pero nuestras funciones fisiológicas aún están adaptadas a la naturaleza. Por eso el **sistema nervioso simpático** está en un estado constante de sobreestimulación y sometido a un nivel de estrés dema-

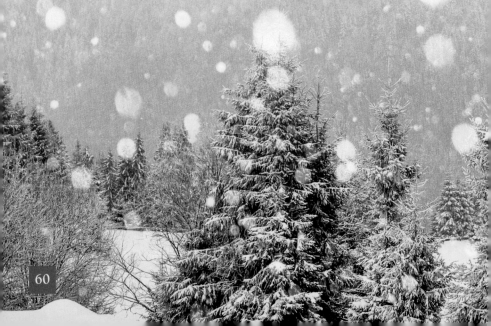

siado alto. La falta de sueño y la escasez de oportunidades para relajarnos no permiten una regulación saludable en el sistema nervioso.

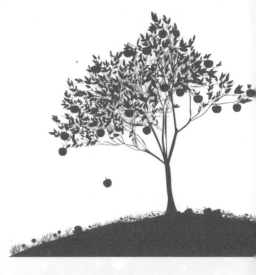

Por otro lado, la otra parte del sistema nervioso autónomo, el **sistema nervioso parasimpático**, regula el cuerpo, permitiéndole descansar y digerir. Es responsable de restaurar el cuerpo a un estado de calma y en este estado realiza varias tareas de reparación.

Pero cuando el cuerpo humano experimenta demasiado estrés crónico durante un período de tiempo prolongado, el sistema nervioso parasimpático podría colapsar.

En la regulación del sistema nervioso, su equilibrio y armonía es donde entran precisamente las terapias de la naturaleza. Cuando se encuentra en un ambiente natural, el estrés se reduce y las personas muestran una sensación de relajación. También transmiten sentimientos de estar más energéticos.

Este simple acto ayuda a regular el sistema nervioso, promoviendo un equilibrio más saludable entre la activación y la relajación, que es un indicador básico del bienestar. Así podemos prevenir la enfermedad y mantener una forma saludable de vivir.

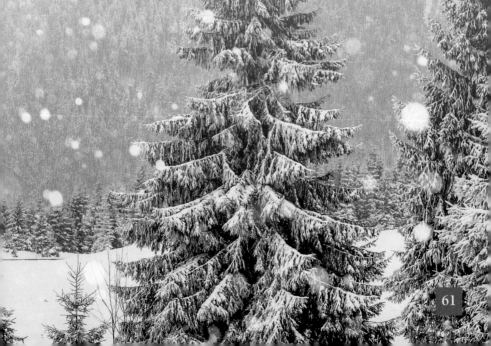

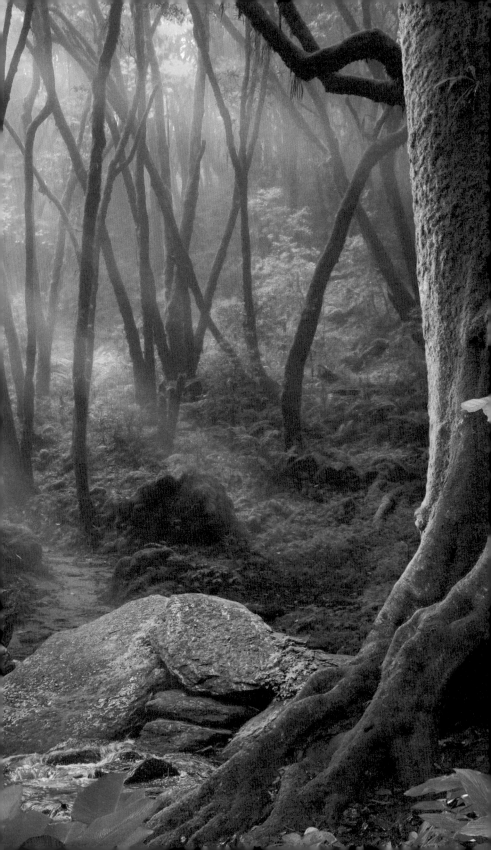

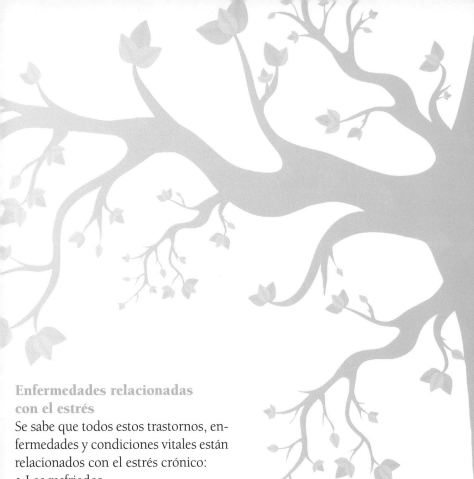

Enfermedades relacionadas con el estrés

Se sabe que todos estos trastornos, enfermedades y condiciones vitales están relacionados con el estrés crónico:

- Los resfriados
- Dolor de espalda, cuello y hombros.
- Curación más lenta
- Aumento y pérdida de peso
- Disfunción del sueño.
- Depresión
- Síndrome del intestino irritable
- Úlceras y problemas estomacales.
- Enfermedades del corazón
- Riesgo de procesos inflamatorios y cáncer

Baños de bosque: la naturaleza como medicina

Si bien el simple hecho de caminar por el bosque puede no parecer extraordinario, los beneficios que las personas experimentan durante y después de una sesión de terapia forestal realmente lo son.

El profesor Miyazaki ha medido los siguientes beneficios directos de la terapia forestal:

- Mejora del sistema inmunitario debilitado, con un aumento de linfocitos NK, que se sabe que combaten los tumores y las infecciones.
- Mayor actividad en el sistema nervioso parasimpático.
- Reducción del estrés corporal debido a una reducción en la actividad del sistema nervioso simpático.

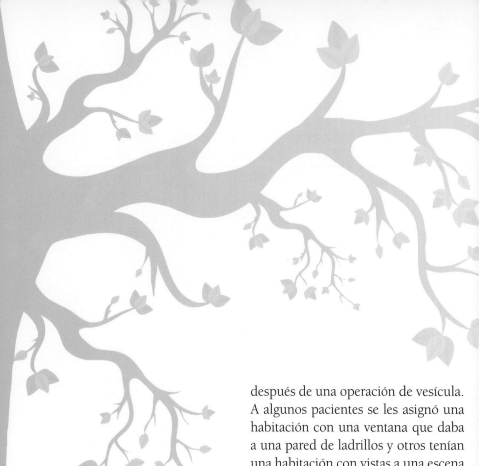

después de una operación de vesícula. A algunos pacientes se les asignó una habitación con una ventana que daba a una pared de ladrillos y otros tenían una habitación con vistas a una escena natural. Los pacientes con una visión de la naturaleza se recuperaron más rápidamente, pudieron salir del hospital antes y solicitaron menos analgésicos durante su estancia.

• Reducción de la presión arterial al cabo de solo 15 minutos de terapia forestal.
• Sensación general de bienestar.
• Reducción de la presión arterial después de un día de terapia forestal, que dura hasta 5 días después de la terapia.

El poder restaurador de la naturaleza

Científicos en Pennsylvania demostraron que incluso la vista desde una ventana puede tener un efecto beneficioso. Estudiaron a pacientes que se estaban recuperando en el hospital

¿Por qué la naturaleza nos hace sentir más «cómodos»?

Estar rodeados de naturaleza nos hace experimentar una reducción del nivel de estrés y cierta «comodidad», ¿en qué consiste? Los expertos lo definen como «una situación en la que los ritmos humanos y naturales están sincronizados». La mayoría tenemos la experiencia diaria de cómo el contacto con las plantas y las flores nos hace sentir automáticamente relajados. En casa, a menudo cerca de nosotros, solemos tener algunas plantas. Una simple planta de maceta ya nos ayuda: probablemente esté relacionado con la forma en que, a lo largo de los siete millones de años de evolución humana, hemos vivido en medio de la naturaleza y nuestro cuerpo se ha adaptado a esa naturaleza.

La **comodidad pasiva** se relaciona con nuestras necesidades básicas, tales como la necesidad de mantener el cuerpo a una determinada temperatura. La **comodidad activa** se relaciona con nuestro sentido de bienestar.

La relación de Japón con la naturaleza

En la cultura japonesa el arte del arreglo floral forma parte de una tradición de amplio alcance. El arreglista ofrece gracias a las flores una vez que han sido arregladas, hace una reverencia. Esta costumbre no existe en los arreglos florales europeos; es una reverencia de agradecimiento a las flores que nos indica la igualdad entre la persona y las flores.

Los japoneses no consideran que las personas tengan un lugar especial por encima de la naturaleza; más bien, las personas y el mundo natural exis-

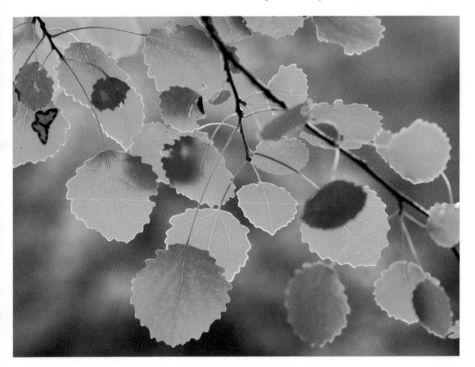

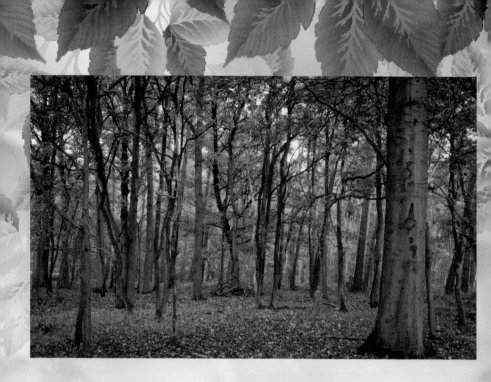

ten como iguales. Y esta relación no se da sólo en el arte del ikebana, sino también en buena parte del ámbito científico.

La naturaleza en la cultura japonesa

«En Occidente la gente mira las flores. En Asia, viven con ellas», afirma el escritor Isamu Kurita. Esta idea de un estrecho vínculo entre los japoneses y la naturaleza no es nueva. En muchos poemas antiguos, como los de Ki no Tsurayuki y Ono no Komachi, escritos hace unos 1000 años, las vidas y las apariencias de los poetas se identifican con las de las flores.

Masao Watanabe, profesor emérito de la Universidad de Tokio, expresaba en 1974 sus pensamientos sobre cómo los japoneses ven la naturaleza: «De acuerdo con la religión cristiana, se-guida en la sociedad occidental, todo en el cielo y la tierra es creación divina. Sólo el ser humano es una creación especial… por encima del resto de la creación, lo que yace en la raíz de la visión de la naturaleza de Occidente. Además, en Occidente el hombre se opone a la naturaleza, pero en Japón el hombre es parte de la naturaleza».

Estética y geografía japonesa

La relación entre los japoneses y la naturaleza forma parte de la «estética japonesa», que muestra una apreciación de la belleza que es imperfecta e imper-manente, que para los poetas y artistas está encarnada por la naturaleza. También hay símbolos clásicos que vinculan la naturaleza con las emociones; las flores de cerezo que caen se asocian con el dolor, y una tarde de otoño se usa a menudo para expresar la soledad.

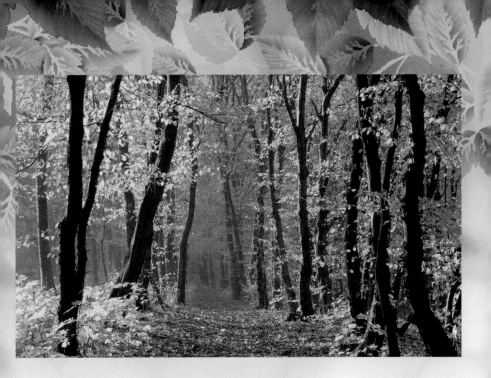

En el Japón moderno, estas ideas todavía están en uso, particularmente en arquitectura, que está diseñada para estar en armonía con el entorno natural, el diseño de jardines, la artesanía y el diseño de productos.

Geografía. El archipiélago japonés es largo y delgado, extendiéndose unos 3.000 km (1.860 millas) de norte a sur. El clima y la geografía brindan las condiciones para una gran variedad de especies de árboles, que varían desde el manglar al sur del país, a través de hojas caducas como la haya japonesa en el centro del país, y luego a las coníferas en el norte.

La flora japonesa está marcada por una gran variedad: alrededor de 5.560 especies de plantas son nativas de allí y esta gran cantidad de plantas refleja la diversidad de clima que caracteriza al archipiélago japonés.

Hay más de 249,850 km cuadrados de bosque, que cubren el 69% del área total del Japón. De las naciones industrializadas del mundo, Suecia y Finlandia son los únicos países que tienen densidades de bosques similarmente altas, sin embargo, Japón es uno de los países más densamente poblados del planeta y, aún así, el 69% de su superficie total está cubierta de bosques. En el Japón hay cinco zonas climáticas y tres tipos principales de bosques naturales:

• **Coníferas de abetos** en zonas alpinas al este y norte de Hokkaido.
• **Bosque caducifolio** con robles y hayas, en el centro de Honshu y el sur de Hokkaido.
• **De hoja perenne** con laurel (*Laurus nobilis*) y castaños al oeste de Honshu, Shikoku y Kyushu.

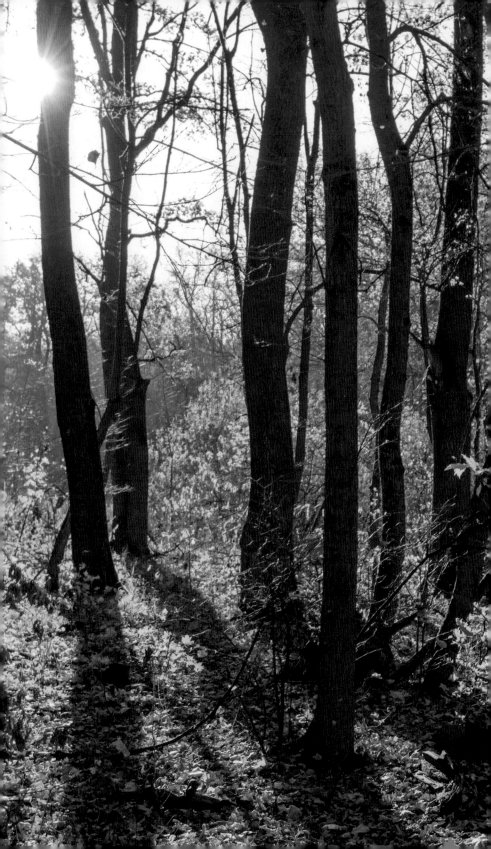

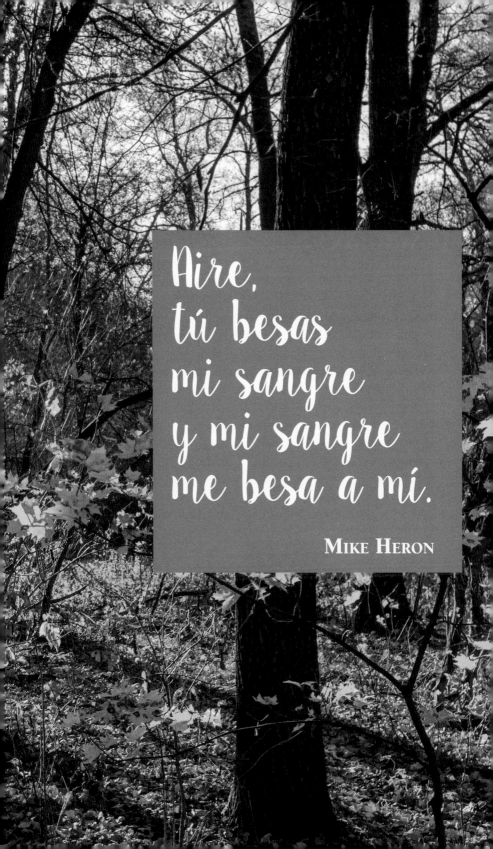

El baño de bosque paso a paso

Actividades de terapia forestal

¿Qué ocurre durante una sesión de terapia forestal? Vamos a ver algunas de las actividades que se suelen hacer en los itinerarios de terapia forestal en Japón. Existen programas de terapia forestal que se centran simplemente en caminar y observar a los bosques, en cambio, en la terapia forestal más avanzada se ofrece una gama única de actividades y variaciones ingeniosas de la terapia forestal básica tradicional.

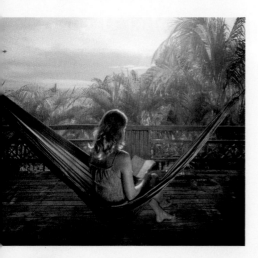

El propósito de la terapia forestal es calmar la sobreestimulación de ambientes artificiales y urbanos y promover la relajación. Se puede utilizar la meditación, el yoga, los estiramientos y un tiempo de descanso y relajación, que a menudo se suele hacer estirados en una hamaca o similar.

En según qué zonas se aprovecha el entorno físico con gran efecto, ofreciendo un contacto directo con árboles, cascadas, cielos nocturnos y montañas cubiertas de nieve para ofrecer efectos de relajación.

Otros se centran en la belleza del lugar a través de las estaciones; en Japón llevan a los participantes a disfrutar de los cerezos en flor, las flores y el follaje otoñal, o los campos de arroz en terrazas, la recolección de té y las aguas termales. Incluso se han puesto en marcha programas que incluyen conciertos de música, talleres de aromaterapia, paseos a caballo, terapia con perros y cursos y actividades para niños.

• **Meditación y yoga.** Está demostrado que simplemente sentarse y disfrutar de la vista en un bosque ofrece relajación fisiológica, pero hasta ahora no se conocen investigaciones sobre los efectos relajantes de la práctica de meditación y yoga en los bosques.

• **Tiempo de hamaca.** Otra actividad popular en Japón es la hora de la ha-

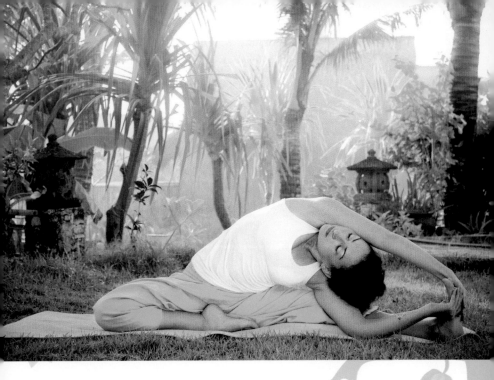

maca, donde los participantes, admirando la vista del bosque, se acuestan en una hamaca. Acostarnos entre los árboles no es algo que hagamos muy a menudo, por eso se espera que esta nueva actividad pueda tener un importante efecto de relajación fisiológica.

• **Agua.** Japón tiene muchas cascadas hermosas y muchas se incluyen en sus programas de terapia forestal. Los japoneses disfrutan particularmente de la práctica de *takigyo*, meditación sentados bajo una cascada.

El programa de terapia forestal en Ueno Village incluye un curso único de descanso en posición supina frente a una cascada. La ciudad de Yamakita y la ciudad de Yoshino incluyen el estiramiento junto a una cascada como una de sus actividades de terapia forestal.

Las aguas termales también se pueden encontrar en algunos itinerarios de terapia forestal; se invita a los participantes a un paseo cerca de las aguas termales y luego toman un baño de aguas termales. Tsubetsu Town ofrece un baño familiar y un baño al aire libre para sus huéspedes.

• **Contacto directo con árboles.** Entrar en contacto directo con los árboles les permite a los participantes sentir el calor de los troncos y disfrutar de las texturas. En Japón, el cedro es

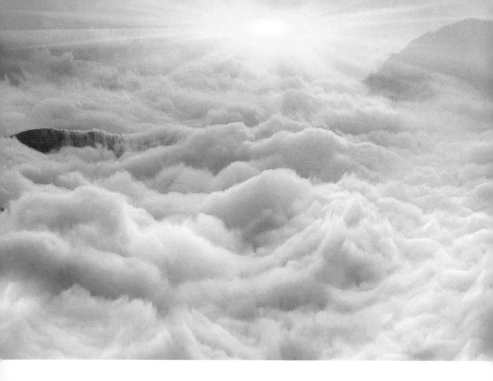

un árbol simbólico y está en la base de la terapia de bosques en la ciudad de Koya, en donde los hay con más de 500 años.

Los bosques de hayas naturales en Japón, como el de la ciudad de Iiyama, permiten a los participantes absorber la atmósfera mística que ofrecen estos bosques. Además, hoy se sabe que el contacto con la madera relaja el organismo.

• **Estudio de las estrellas.** Los recorridos de observación de estrellas se han convertido en un elemento notable de los programas de terapia forestal, sobre todo debido al rápido aumento de la contaminación del aire en las zonas urbanas e industriales, lo cual, como se sabe, reduce enormemente las oportunidades para observar las estrellas.

• **Mar de nubes.** Este fenómeno ocurre en la zona de Tsubetsu Town y es un buen ejemplo de terapia forestal que utiliza sus propios recursos naturales para ofrecer a los participantes actividades inusuales y únicas. Los participantes se dirigen al paso de Tsubetsu a gran altura para ver las nubes debajo, que crean la impresión de un mar. Ver este mar de nubes junto con el amanecer es una vista majestuosa. Los participantes beben té y disfrutan de las vistas mientras sale el sol.

• **Montañas cubiertas de nieve.** Los cursos en el bosque, o con itinerarios en terapia forestal, se cierran cuando cae la nieve, pero en algunas zonas también se desarrollan programas de terapia de bosque de montaña nevada. Incluso cuando hace frío, si las

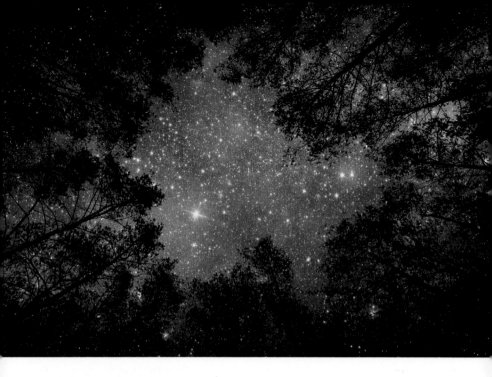

personas llevan ropa abrigada, la actividad nerviosa parasimpática (que se sabe que aumenta durante la relajación) sigue aumentando al caminar en el parque.

• **Caminata nórdica.** La caminata nórdica con bastones de esquí como apoyo resulta excelente para personas mayores.

• **La visión de los cerezos en flor.** La flor del cerezo anuncia la llegada de la primavera y es una flor muy importante en Japón. La observación de los cerezos en flor es una actividad muy apreciada en todo el país.

• **Flores y bosques.** La combinación de un bosque sereno y flores brillantes como las azaleas como un piso bajo, es un elemento importante de muchos programas de terapia forestal. El Parque Natural de Akagi y la Ciudad de Koya se celebran por sus exhibiciones de maravillosas flores de temporada, que hacen de los baños de bosque y la terapia forestal en estas bases una experiencia aún más memorable y placentera.

• **Campos de arroz en terrazas.** Los campos de arroz en terrazas –como los de la ciudad de Ukiha– son una parte evocadora del campo japonés, que realza los ya hermosos paisajes montañosos, por lo que se añaden para dar más atractivo a los programas de terapia del bosque.

• **Recogiendo té.** El té verde es una parte integral de la vida cotidiana de los japoneses y tiene una gran importancia cultural en las ceremonias del

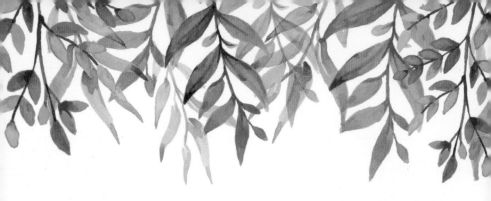

té. En el área de cultivo de té de Yamakita Town, se desarrolló un curso único de recolección de té como parte del programa de baños de bosque que permite a los participantes disfrutar de la estimulación de los cinco sentidos mientras recogen té.

• **Sonidos de la naturaleza.** Tanto el silencio y los sonidos del bosque, como la estimulación auditiva y visual con músicos tocando en vivo en un hermoso entorno de bosque tiene el potencial de aumentar los efectos terapéuticos de la terapia del bosque. Una manera de descubrir los beneficios de los sonidos de la naturaleza es escuchando el sonido del bosque a través de altavoces mientras se mide la actividad cerebral y presión arterial. En este caso se da un efecto calmante de la actividad cerebral prefrontal, una reducción de la presión arterial y un efecto de relajación fisiológica. Según el profesor Miyakazi, si las personas disfrutaron de la experiencia, tuvo un efecto calmante; Si no sentían nada especial, no tenía efecto.

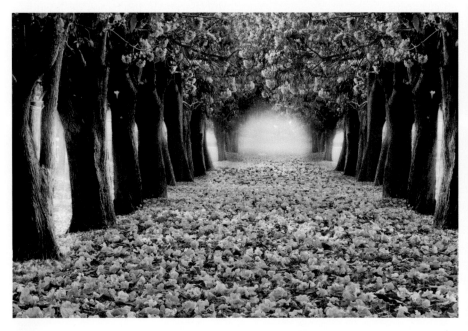

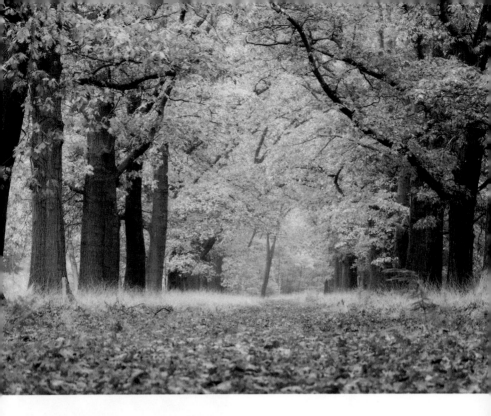

• **El follaje otoñal.** En otoño todos los colores de la paleta se nos ofrecen en un entorno singular. En el Japón (Akagi, Jinsekikogen), al igual que en otros muchos lugares, es otro gran evento estacional, como la observación de los cerezos en flor, que permite a los participantes de la terapia forestal experimentar las estaciones a través de la naturaleza.

• **Talleres de aromaterapia.** Los estímulos olfativos (aromas) afectan fuertemente al sistema límbico, que gobierna las emociones, haciendo de los talleres de aromas una parte efectiva de los programas de terapia forestal. Estas actividades son particularmente populares e incluyen la extracción de aceites esenciales y la obtención de aromas.

• **Otras actividades.** Se estudia el modo de aumentar los efectos de los baños de bosque a través del contacto con animales como los perros y los caballos.

Algunos centros de baños de bosque ofrecen programas diseñados especialmente para niños, como la e incluyen actividades como la generación de brotes de agua, la captura de peces y la escalada de árboles.

Muchos de nuestros experimentos con estímulos naturales han demostrado esta relación entre la sensación de comodidad / disfrute y los efectos de relajación fisiológica. Si una persona participa en una terapia de la naturaleza que se siente cómoda y relajada, su cuerpo también experimenta relajación.

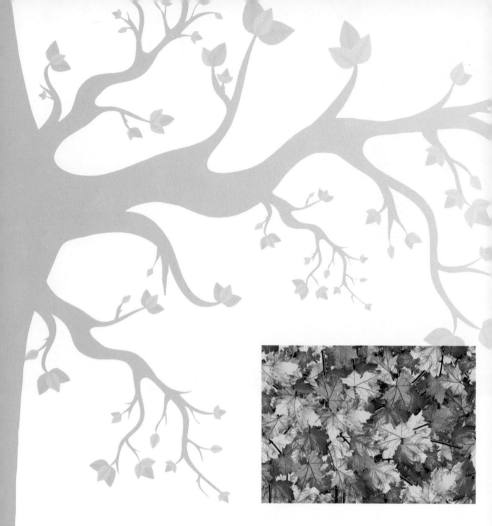

Los baños de bosque en Japón

Como vemos, Japón es un país densamente boscoso y montañoso, con muchas zonas climáticas distintas y muchos tipos diferentes de bosque. Hoy en día existen allí más de 60 centros de terapia forestal, desde Hokkaido hasta Okinawa. Como este par de ejemplos.

Okutama, Tokio

La ciudad de Okutama se encuentra en el extremo occidental de Tokio y es abundante en naturaleza. Tiene el mayor número de grandes árboles en Japón y fue reconocido como una base de terapia forestal. en 2008. Las actividades desarrolladas forman el modelo para las bases de terapia forestal en todo el país.

Además de las típicas sesiones de baños de bosque y terapia forestal, ofrecen una amplia gama de actividades, como observación de estrellas, meditación, yoga, preparación de fideos y talleres de alfarería. El siguiente es un ejemplo de un programa de terapia forestal.

DÍA UNO

10.30 Terapia forestal (caminata y contacto con enormes árboles)
12.30 Elaboración de tallarines de soba (fideos, pasta de sopa)
13.45 Taller de alfarería
19.30 Observación de estrellas

DÍA DOS

09.50 Terapia forestal (meditación)
10.50 Terapia forestal (yoga)
12.30 Terapia forestal y zumos o refrescos

Nonno No Mori

Ubicada en la ciudad de Tsubetsu, en la isla de Hokkaido, este Centro de Naturaleza ofrece una variedad de programas que se centran en el cambio de estaciones, aprovechando el rico entorno natural de Hokkaido. Gran parte de la terapia está diseñada para estimular los cinco sentidos, e incluye sesiones de raquetas de nieve en invierno, tumbarse en hamacas en la nieve, observar las estrellas por la noche, seguir las luciérnagas, escalar árboles y seguir un recorrido por el mar de nubes. El programa varía en invierno respecto a en los meses de verano:

Caminar con atención

Como vemos, la práctica del *shin-rin-yoku* se basa en caminar por el bosque a un ritmo suave durante dos horas o más. Mantener el teléfono apagado ayuda a absorber el ambiente que lo rodea y entrar aquí y ahora. La frase «*shikan shouyou*» significa «nada más que vagar», algo que rara vez tenemos la oportunidad de hacer, pero que es muy beneficioso.

• Siente tus pies tocando el suelo. El movimiento de tus músculos. El equilibrio constante y el reequilibrio del cuerpo. Presta atención a cualquier área de rigidez o dolor en el cuerpo y relájalos conscientemente.

• Toma conciencia de tus estados mentales y emocionales. Observa tu estado de ánimo. ¿Estás tranquilo u ocupado, confuso o concentrado? ¿Dónde está tu mente?

• Ten en cuenta tu ubicación en el espacio, los sonidos a tu alrededor y la temperatura del aire.

• Presta atención a la experiencia de caminar y mantén tu conciencia en esta experiencia.

• Sé consciente del principio, la mitad y el final de tus pasos.

• Camina lo más silenciosamente posible.

• Permite que tu conciencia se desarrolle a través de cada parte del cuerpo, notando las sensaciones mientras caminas. Escanea gradualmente todas las partes de tu cuerpo mientras diriges la atención a los tobillos, la piel, las pantorrillas, las rodillas, los muslos, las caderas, la pelvis, la espalda,

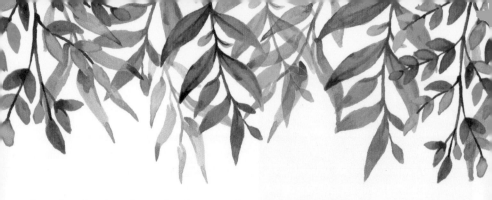

el pecho, los hombros, los brazos, el cuello y la cabeza.

Los cinco sentidos

• Apaga el teléfono y deja que la naturaleza calme tu cuerpo y su mente a través de los cinco sentidos.

• «Hacer atención». Mirar y ver todos los colores y formas y movimientos en los árboles. Mira de cerca los detalles de las hojas y la corteza.

• Recoge los aromas de la naturaleza que te rodean, la tierra que despierta en primavera o las hojas que regresan al suelo en otoño. El olor de un fresco día de invierno, o una cálida tarde a final del verano, cargada con el olor de las bayas maduras.

• Escucha los sonidos de la naturaleza, los pájaros, la brisa entre los árboles, el susurro de las hojas bajo tus pies.

• Toca los árboles con todas sus texturas, siente el agua fresca de un arroyo. Abrazar un árbol te dará una sensación inmediata de conexión con la naturaleza.

Meditación

Meditar en la naturaleza es otra forma de amplificar los efectos positivos del entorno que te rodea. La meditación y la atención plena son excelentes para calmar la mente al traer conciencia y atención al momento presente. No necesitas vaciar tu mente para disfrutar de los beneficios de la meditación; es simplemente un caso de observar la mente y traerla de nuevo a la conciencia cuando la encuentras vagando.

Meditación básica

1 Encuentra un lugar cómodo para sentarte.

2 Cierra los ojos o bájalos para que descansen suavemente en un lugar situado a un metro de ti en el suelo.

3 Dedica unos minutos a concentrar toda tu atención en la respiración, respirando y respirando naturalmente por la nariz. Basta con notar el aliento dentro y fuera.

4 Ahora lleva tu atención a las plantas de tus pies e imagina que están completamente relajados. Gradualmente, lleva tu atención relajada a través de tus pies hasta los tobillos y las pantorrillas. Tómate el tiempo para poner atención a cada parte de tu cuerpo, respirando una sensación de relajación en cada músculo y lugar de tensión.

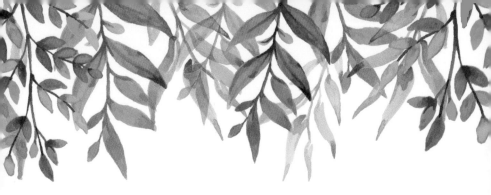

5 Cuando llegues a la parte superior de su cabeza, simplemente vuelve a prestar atención a la respiración, suavemente hacia adentro y hacia afuera. Imagínate inhalando la naturaleza, luego, mientras exhalas, libera cualquier tensión restante.

6 Permanece meditando en la respiración todo el tiempo que desees. Cuando estés listo, cuenta hasta cinco para que tu atención vuelva a su entorno. Si tus ojos estuvieran cerrados, ábrelos suavemente.

Estiramientos

Vivimos una vida más sedentaria de la que correspondería al diseño de nuestro cuerpo. El estiramiento («stretching») es una forma excelente y suave de hacer que el cuerpo se mueva. Practicarlo en la naturaleza

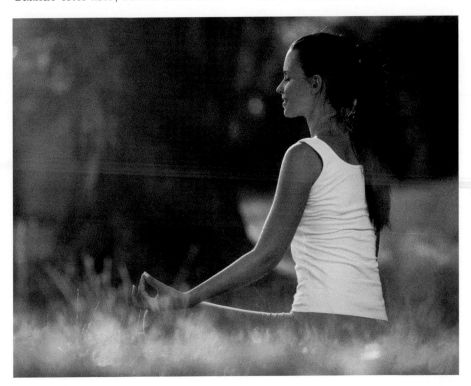

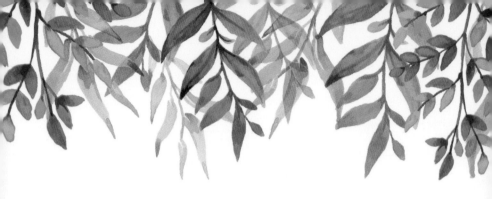

es una actividad cuerpo-mente, y, al estirarnos, la conciencia retorna al cuerpo en lugar de concentrarse en los pensamientos de su mente, con lo que alienta a tu cuerpo a regresar a su estado natural.

Respiraciones pectorales

Une las manos detrás de la cabeza. Inhala y siente que tu pecho se eleva, tirando de tus codos hacia atrás y presionando tu cabeza contra tus manos. Exhala y suelta, luego repite tantas veces como quieras, usando movimientos suaves y controlados y respirando lenta y profundamente.

Mirar las estrellas

Si por la noche puedes caminar por el bosque con seguridad, prepárate para recibir una gran cantidad de experiencias diferentes que saludarán tus sentidos. La observación de estrellas es una de las más notables.

A medida que aumenta y disminuye a lo largo del mes, la luna nos recuerda los ritmos de la naturaleza, mientras que las estrellas nos dan un sentido de perspectiva.

De acuerdo con investigadores de la Universidad de California, la sensación de asombro nos ayuda a eliminar de la mente de nuestros problemas personales y promueve un aumento en la cooperación y la conexión con los demás.

Recuéstate en una colchoneta o en una hamaca y explora el cielo en busca de estrellas fugaces. Si es una noche fría, tome una manta cómoda para que se sienta cómodo y relajado.

Respirar

Absorbe la atmósfera del bosque mientras contempla las estrellas con estos simples ejercicios de respiración.

1 Respirar por la nariz. Respira a través de la nariz contando hasta 4, luego exhala a través de la nariz y cuenta hasta 4. Respire de esta manera durante 5 minutos. Si puedes aumentar la cuenta, hazlo.

2 Respiración abdominal. Coloca una mano sobre el abdomen y la otra mano sobre el pecho. Respira a través de la nariz hasta el abdomen, y hasta que sientas que se expanden tus pulmones, luego exhala suavemente por la nariz. Seguir el ejercicio durante unos 10 minutos.

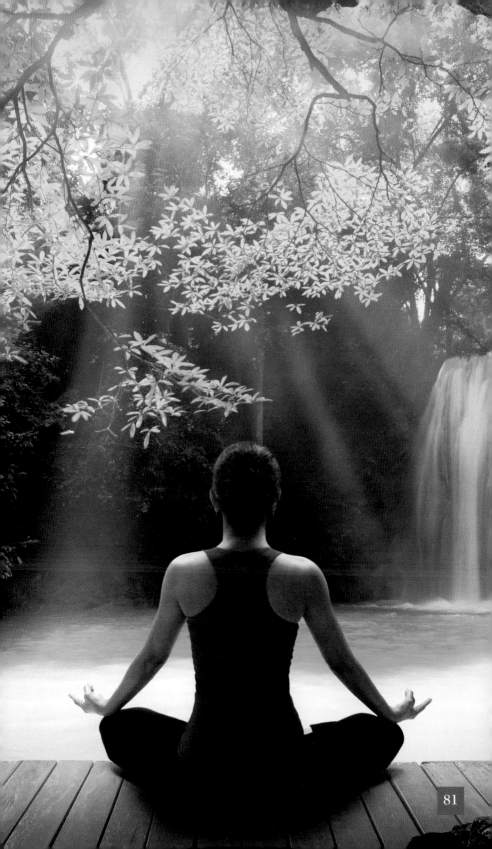

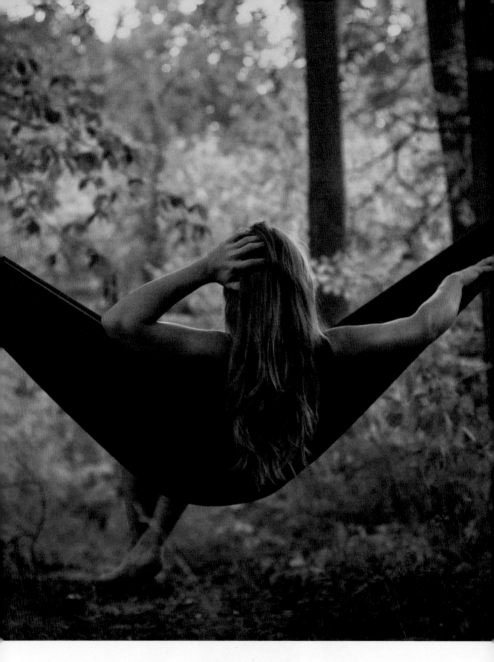

En una hamaca

Descansar mientras está inmerso en la naturaleza es extremadamente relajante y reparador. Si no hay hamaca, coloca una manta doblada en el suelo o una colchoneta (no muy gruesa, ni de material sintético) a modo de protección. Alternativamente, usa una tumbona reclinable. Si el clima es frío, vístete abrigado y toma una manta para acurrucarte. Es también un recurso excelente en caso de insomnio.

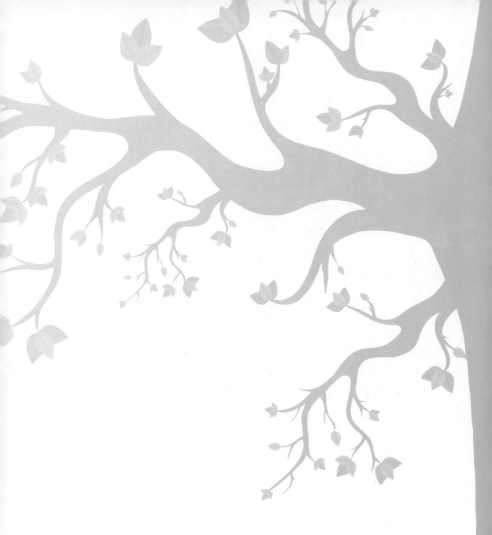

Aprendizaje

El aumento de la presión para estudiar y el aumento en el uso de tecnología como los teléfonos inteligentes está haciendo que nuestros hijos se sientan agotados. Así que el tiempo en la naturaleza es tan valioso para los niños como para los adultos. La naturaleza es un excelente lugar para el juego y la educación.

Desde la agilidad física y la resistencia subiendo a los árboles hasta la innovación en las acampadas y el aprendizaje de los seres vivos del bosque: los nombres de los árboles, aves y mariposas, el bosque ofrece a los niños magníficas e incomparables formas de crecer.

Desarrollar una apreciación temprana de la naturaleza establece una relación positiva para la vida, por lo que la naturaleza seguirá siendo una fuente de relajación y conexión durante la edad adulta.

Igualmente la naturaleza fomenta la receptividad y la creatividad.

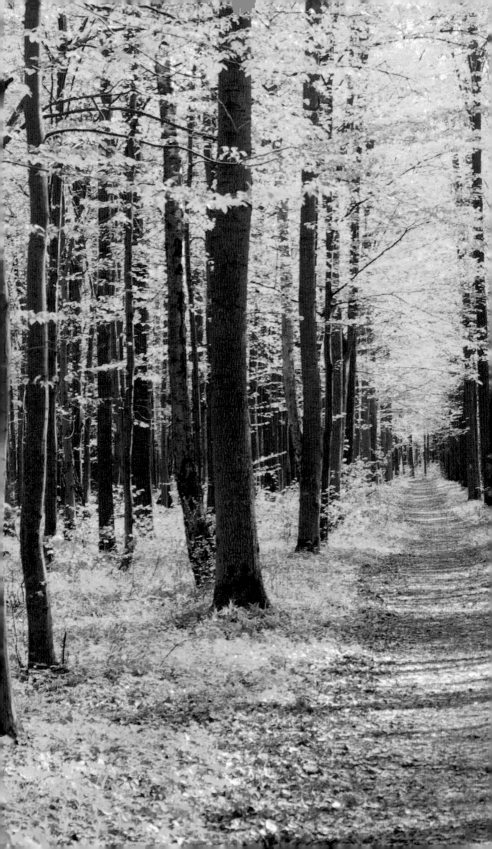

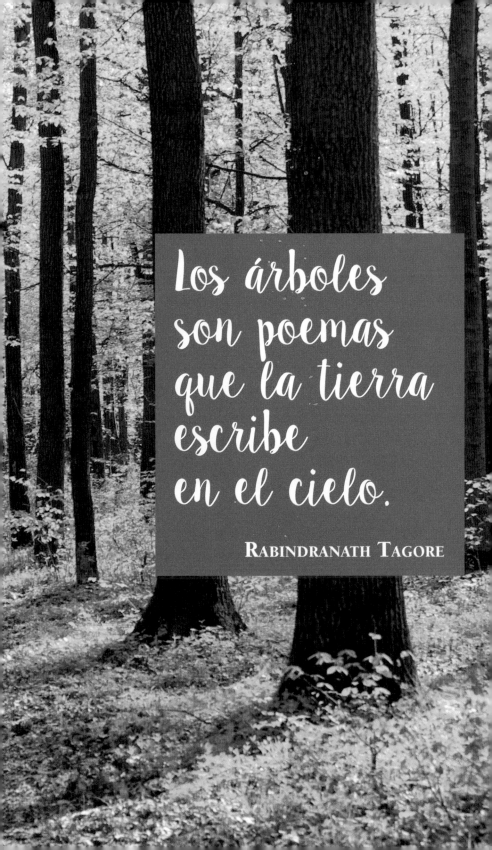

Los árboles son poemas que la tierra escribe en el cielo.

RABINDRANATH TAGORE

El aire del bosque, primer alimento y primera medicina

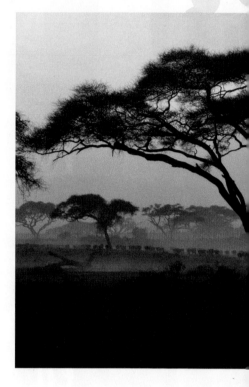

El aire nos nutre y proporciona las energías vitales que necesitamos, químicas, magnéticas, solares, eléctricas. Es el aliento que purifica la sangre, que oxida los productos desgastados y que favorece su combustión y eliminación. Por eso es tan importante el aire puro y ventilado, porque nos ayuda a normalizar las funciones vitales. El aire puede ser también un recurso terapéutico: los naturistas, por ejemplo, disfrutan del tonificante y purificador baño de aire, que produce reacción térmica y obliga a entrar en actividad al organismo desplegando sus defensas.

En medicina naturista se considera que el Aire (eoloterapia), uno de los Cuatro Elementos, es uno de los «Siete Médicos» de la Naturaleza, junto a los restantes:
• Sol (helioterapia), Tierra (geoterapia), y Agua (hidroterapia) y
• los tres criterios básicos: alimentación saludable, ejercicio adecuado y fortaleza interior.

La medicina natural cura cualquier dolencia de forma más radical porque actúa sobre la raíz, sobre las causas, en vez de actuar sobre los síntomas, que es lo que hace la medicina convencional. Pero sobre todo se basa también en prevenir la aparición de la enfer-

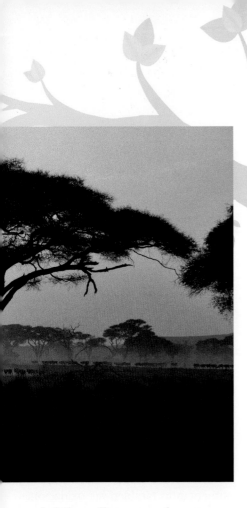

medad. Para ello se trata de crear una inmunidad natural que nos ayudará a mantener el cuerpo sano. En caso de enfermar, deberemos encontrar las causas, corregir los malos hábitos y buscar el remedio adecuado, que encontraremos en la misma Naturaleza.

Los baños de aire

Como nos recuerda el Dr. Daniel Bonet, «los seres humanos somos criaturas de *aire*, del mismo modo que los peces lo son de agua». Y si la piel no está lo suficientemente aireada realiza de modo imperfecto sus im-portantes funciones. En este sentido —y aunque poco practicado en nuestras latitudes— el baño de aire es una de las prácticas higiénicas más recomendables. Consiste en la exposición directa de la piel al aire, procurando que esta exposición nos genere una sensación de frescura, lo que sucede cuando la temperatura es inferior a 20º. Este contacto directo con la atmósfera favorece, como hemos dicho, las múltiples funciones cutáneas. Vale la pena resaltar, una vez más, la importancia de la respiración a través de la piel.

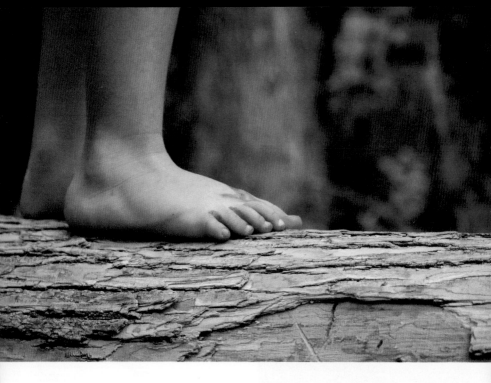

A través de los poros se elimina gran cantidad de sustancias tóxicas, derivadas unas de la putrefacción intestinal y producto, otras, del metabolismo alterado en los casos de gota, diabetes, obesidad, etc. Otros tóxicos metabólicos (urea, ácido úrico, etc.), cuando no son suficientemente eliminados por el aparato urinario, lo hacen por vía cutánea.

Así pues, liberando la piel del obstáculo de los vestidos, que dificultan la renovación del aire y mantienen sobre la misma una capa de sudor, puede ésta realizar con mayor eficacia su acción desintoxicante.

Decía Vincenz Priessnitz, el gran pionero de la hidroterapia, que el baño de aire «aumenta el calor animal del organismo». Ello es debido a que la continua renovación de la capa de aire que rodea a la piel va quitando calor al cuerpo. Consecuentemente, el organismo deberá reaccionar produciéndolo. El corazón y los pulmones acelerarán sus movimientos y al aumentar la actividad orgánica habrá un aumento de la temperatura corporal, aumentando también las oxidaciones de la sangre, lo cual es beneficioso a la salud.

La acción del baño de aire es mucho más suave que la del baño de agua, pues el agua es mejor conductora de calor y por su densidad absorbe más calor que el aire. Si tomamos un baño de aire y un baño de agua a la misma temperatura, será mucho más suave la sensación provocada por el aire. Por todo ello la práctica diaria del baño de aire supone un entrenamiento frente a los cambios de temperatura y un fortalecimiento general del organismo.

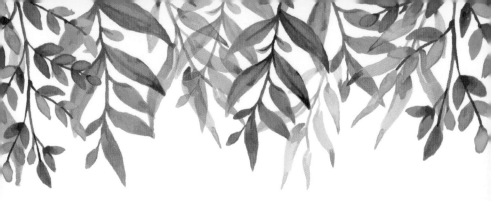

Una triple reacción

El baño de aire es uno de los grandes complementos a los baños de bosque, puesto que produce una triple reacción térmica, circulatoria y nerviosa. Esta última es más suave que la conseguida por medios hidroterápicos, lo cual será preferible en ciertos enfermos, o en personas sanas de naturaleza poco robusta.

Un factor relevante es la temperatura del aire. Cuanto más frío es, más corto debe ser el baño y más intensa la reacción. Si durante el baño se siente frío hay que hacer ejercicio.

El baño de aire frío se acompaña al principio de palidez difusa en la piel. Poco después hay una reacción seguida de agradable sensación de calor, con enrojecimiento cutáneo debido a la dilatación de los vasos sanguíneos periféricos. Esta práctica favorece grandemente la actividad cutánea; tonifica el organismo deprimido, desarrollando la fuerza nerviosa y regulando la circulación y la temperatura. También estimula el apetito y favorece la digestión.

Al finalizar el baño es muy importante hacer reaccionar el organismo hasta sentir calor, lo cual se consigue practicando un poco de ejercicio físico, vistiéndonos en un refugio protegidos del frío, o dando un paseo vestido y al sol.

Precaución

• Los baños de aire a temperaturas muy bajas no son convenientes a personas débiles o con alteraciones nerviosas.

• Otro factor importante es el **estado higrométrico** de la atmósfera. Como se sabe, a igual temperatura el baño

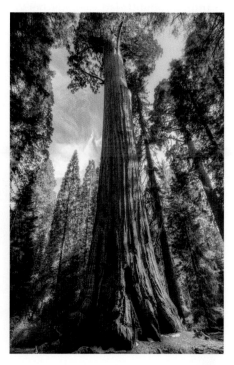

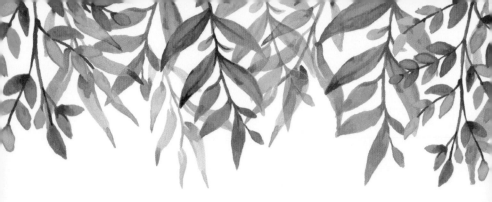

de aire resulta mucho más frío en los climas húmedos que en los secos. El organismo soporta mejor el frío seco que el frío húmedo; ello se debe a que, a igual volumen, la capacidad del agua para el calor es cuatro veces más grande que la del aire. También el viento, según sople desde regiones frías o cálidas, contribuirá a que la impresión de frío sea más o menos intensa.

Hay, por último, un factor cuya importancia no puede pasarse por alto: la **impresionabilidad** de cada persona que lo practica. Todos poseemos nuestra propia sensibilidad, que depende del temperamento, del nivel de entrenamiento y de la susceptibilidad al frío. También hay que tener presente que esta susceptibilidad al frío varía según las épocas del año y aún en un mismo día, dependiendo de factores muy diversos.

La aplicación

La exposición del cuerpo al aire se realizará primero en un lugar cubierto, resguardado de las corrientes y la humedad, pero siempre ampliamente

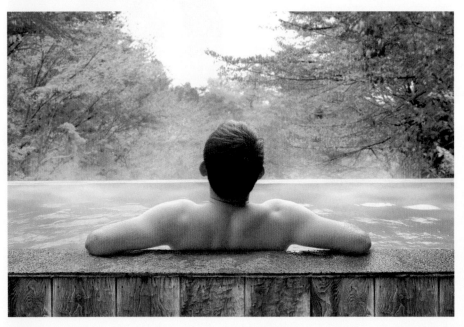

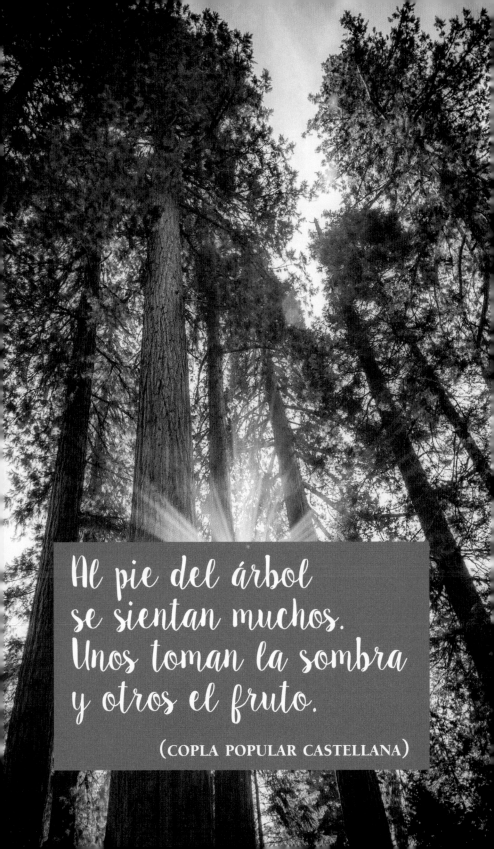

Al pie del árbol
se sientan muchos.
Unos toman la sombra
y otros el fruto.

(COPLA POPULAR CASTELLANA)

ventilado. Podemos aprovechar para ello los momentos que dedicamos al aseo personal, una vez que salimos de la cama. Más tarde será preferible llevarlo a cabo al aire libre, acompañado, si es posible, del baño de agua y sol, así como de ejercicio físico.

La aplicación del baño de aire en casa tiene tres tiempos:

1 Preparación del baño: almacenamiento de calor, mediante ejercicio físico, o permaneciendo en la cama. Esta necesidad de almacenar calor es muy notoria en personas deprimidas, débiles o agotadas.

2 Aplicación del baño propiamente dicho.

3 Cuidados para después del baño: por ejemplo, en el caso de pacientes sensible, acostarse unos treinta minutos.

La duración del baño dependerá de la susceptibilidad del sujeto y del efecto higiénico o terapéutico que se persiga. Si la persona es muy impresionable se comenzará con aplicaciones de 1 o 2 minutos diarios, aumentando la duración hasta unos 15 minutos, que es la duración normal de un baño de aire.

Si se persigue un fin puramente higiénico, pocos minutos de exposición bastan. En otros casos, cuando se precise una mayor excitación orgánica, la duración deberá prolongarse.

El mejor momento

Aunque cualquier hora es buena para tomar un baño de aire en el bosque pero para los que no puedan desplazarse desde una ciudad, lo mejor será hacerlo por la mañana, cuando el cuerpo ha descansado y almacenado calor durante la noche. También puede realizarse a la hora de acostarnos, pero la ausencia del sol es un inconveniente a tener en cuenta.

Si es en casa, el baño puede tomarse en cualquier parte: en el cuarto, con la ventana abierta, en el patio, en la azotea. Aunque lo ideal es, como decimos, tomarlo al aire libre, en plena naturaleza.

Si se practica en invierno contribuirá a evitar los típicos resfriados. Pero si el día es muy crudo, en vez del contacto directo con el aire, puede abrirse la ventana de modo que se ventile la habitación, cerrándola después en el momento del baño.

Las personas de sangre rica y piel activa pueden friccionarse enérgicamente con un paño mojado con agua natural.

Baños de bosque, de sol y de aire

Como dice el aforismo, «es mejor cuidar la salud que la enfermedad». Además de los baños de bosque que vemos

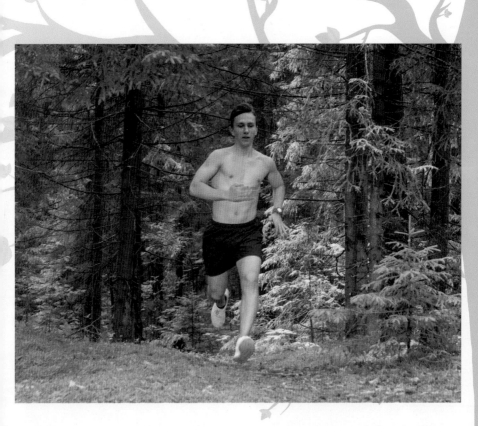

en este libro, para los días en que no hay sol, es aconsejable la práctica de los baños de aire, a ser posible matinal, acompañado de ejercicios metódicos de todos los músculos del cuerpo y seguido de una ducha fría con fricción. Esta práctica estimula la piel, la despoja de sus impurezas diarias, activa la circulación y da vigor a todos los tejidos.

La cura solar a base de baños de sol (con temperatura, radiación y duración controlados) es muy indicada en los casos de convalecencia de enfermedades agudas. Y no sólo suponen un importante aporte natural de la importan-te vitamina D: en casos de debilidad, anemia o convalecencias los rayos solares son eminentemente curativos y un poderoso lenitivo para toda clase de dolores.

La actividad de la circulación, la eliminación cutánea y otros fenómenos de actividad funcional, observados y controlados, dan a comprender la acción benéfica solar en caso de arteriosclerosis, diabetes, reumatismos, fibromialgias... En todos estos casos los baños de sol actúan de una manera tónica general y su acción es realmente muy eficaz.

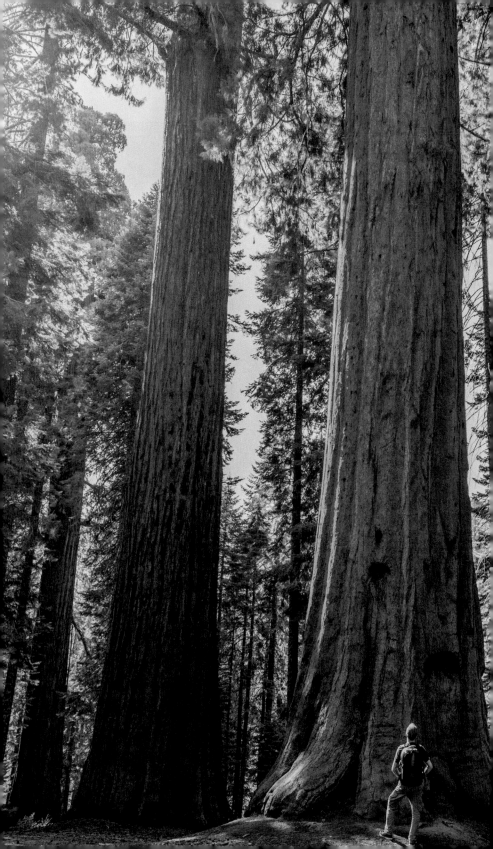

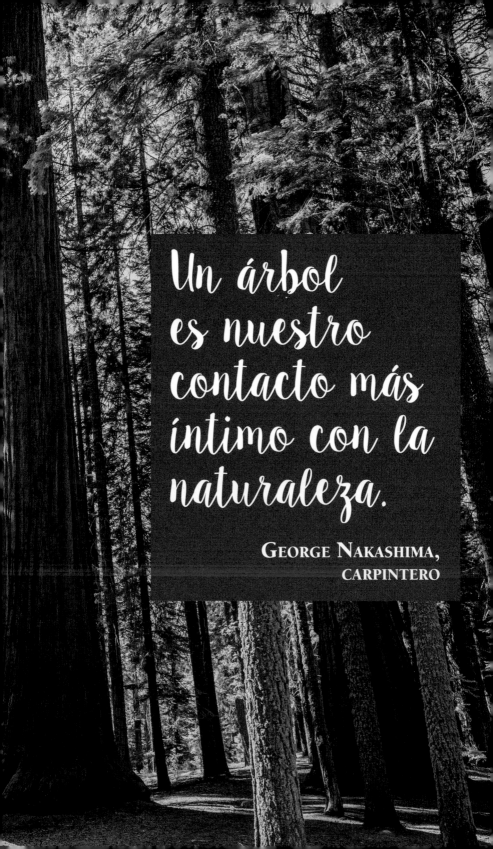

Un árbol
es nuestro
contacto más
íntimo con la
naturaleza.

GEORGE NAKASHIMA,
CARPINTERO

Los cedros resonantes de Rusia

En 1994, durante una de sus habituales expediciones mercantiles a Siberia, el empresario Vladimir Megre conoció un anciano siberiano que le contó una fascinante historia sobre las energías de los cedros «resonantes», unos árboles de los tiempos bíblicos que, según la tradición, tenían poderes curativos y la capacidad de volver a conectar a los seres humanos con los ecos de lo divino. Un año después, Megre, habituado a fletar barcos para sus intercambios comerciales río arriba, entre los espectaculares bosques de la taiga siberiana, organizó una expedición para encontrar alguno de estos árboles en la Siberia central y comprobar si era cierto lo que decía el anciano.

Lo que sucedió después cambiaría su vida.

Su encuentro con los ancianos de la región y con Anastasia, una joven chamán que le transmitió una serie de enseñanzas asombrosas, lo trans-

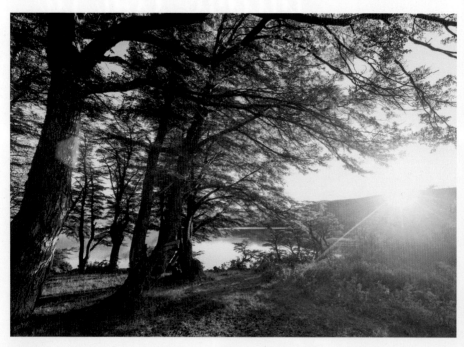

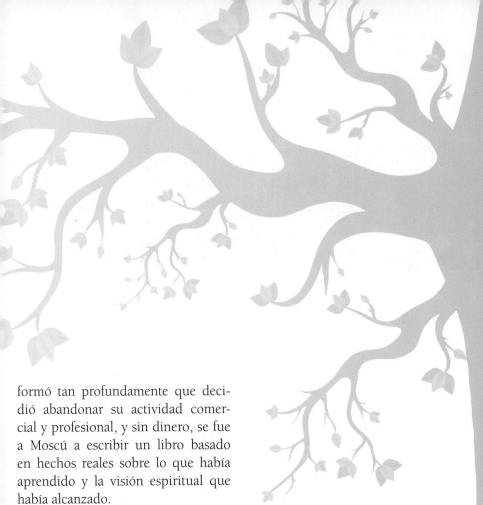

formó tan profundamente que decidió abandonar su actividad comercial y profesional, y sin dinero, se fue a Moscú a escribir un libro basado en hechos reales sobre lo que había aprendido y la visión espiritual que había alcanzado.

Sin otra publicidad que la del boca a boca, la serie de libros sobre los Cedros Resonantes se convirtió en un best seller mundial. Después de haber vendido más de 10 millones de copias sólo en Rusia, Vladimir Megre es en uno de los autores más leídos en su país y su obra se ha traducido a más de veinte idiomas.

De la permacultura al amor

Anastasia desciende de los vedas rusos, una cultura que ha vivido aislada en la taiga siberiana durante miles de años, en sintonía con sencillas leyes de la naturaleza. Ella y sus familiares compartieron con el autor sencillos y profundos conocimientos ancestrales que permanecen ocultos en nosotros «por olvido» y a los que es posible acceder fácilmente si «despertamos». Para ayudar a este despertar, Anastasia pidió a Vladimir que escribiera los libros. Ella le aseguró que las imágenes y los sentimientos presentes en el lenguaje harían el resto.

Desde esta comunión con la naturaleza, Anastasia nos enseña a sanar nuestra aparente separación y conec-

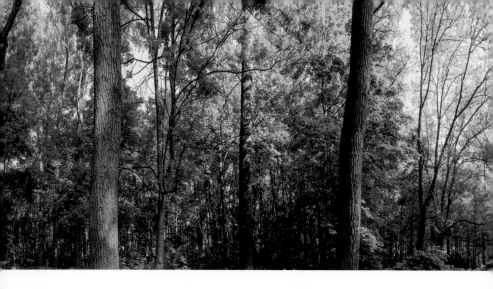

tar con la grandeza y las bendiciones de la vida en mayúscula. Con una visión amorosa y holística, la obra aborda decenas de temas, desde la educación de los hijos a la permacultura. Recordemos que la permacultura nació en Tasmania (Australia) a finales de la década de 1970 de la mano de Bill Mollison (Nobel Alternativo 1981) y David Holmgren. Se trata de una forma de practicar la agricultura, sostenible y perdurable.

Las semillas de los árboles y vegetales que plantamos... ¿pueden conocernos?

Anastasia explica algunos procedimientos para que las semillas nos reconozcan y al crecer nos ofrezcan lo mejor de sí mismas adaptado a cada uno de nosotros. Hay que tener en cuenta que nuestra relación con la Tierra y las plantas es esencial para nuestra salud y crecimiento espiritual, ya que ellas tienen acceso a la información del Universo. Si les pasamos nuestra información, las plantas pue-

den producir un fruto específico para nuestras necesidades porque ellas no han perdido –o más bien: no tienen dormida– la capacidad de «leer la vida» como nosotros a causa de nuestra «desconexión».

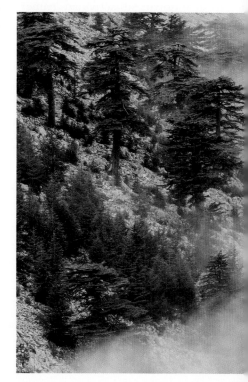

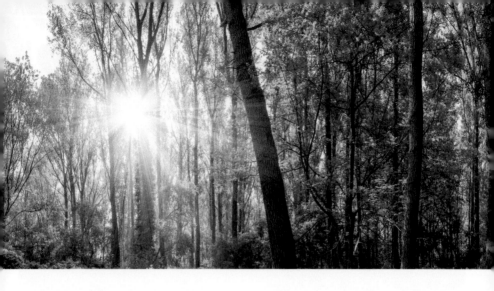

Secretos de la vida

Lo apasionante del mensaje de Anastasia es que va desgranando cada área de la existencia humana de una forma sencilla, profunda y práctica y uno tiene la sensación de que va uniendo

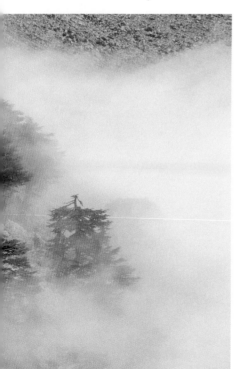

unas cuantas piezas clave del puzle de la vida. Nos invita a poner en práctica sencillos cambios en nuestra vida cotidiana con unos resultados extraordinarios.

Antes de escribir y publicar nada, Vladimir Megre quiso contrastar o verificar de algún modo las increíbles ideas que expresa Anastasia. Se entrevistó con algunos científicos y se desplazó él mismo a los lugares lejanos que describe. Y quedó tan conmocionado con el resultado que invitaría a sus lectores a que hagan lo mismo. De esta forma, el mensaje de los Cedros Resonantes se convierte en un apasionante viaje que también nos adelanta escenas de un futuro renovado y maravilloso.

La «llamada» de los cedros resonantes

En 1995 nos encontramos al empresario Vladimir Megre disponiéndose a surcar el río Ob, en la Siberia Central, en busca de estos misteriosos «cedros resonante» que, según le contó

FÍSICA CUÁNTICA
LA RESONANCIA DE LOS CAMPOS MÓRFICOS

La explicación científica a la extraordinaria capacidad que tiene Anastasia de acceder a la memoria universal, al saber lejano en el tiempo y el espacio la encontramos en la resonancia de los campos mórficos de la física cuántica.

Los campos mórficos son estructuras inmateriales, campos electromagnéticos y gravitacionales que se encuentran en la naturaleza y representan un soporte para que la información y la vida fluya en ella. Las investigaciones en física y química cuántica, y los actuales trabajos sobre ordenadores cuánticos, no son ajenos a este conocimiento.

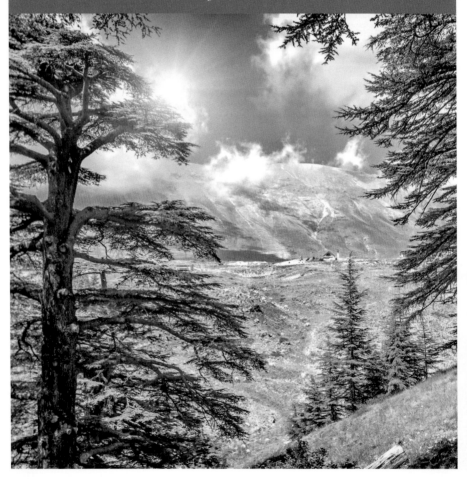

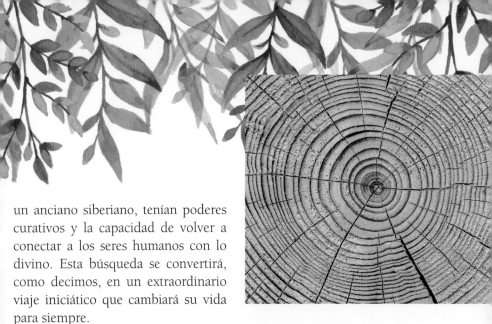

un anciano siberiano, tenían poderes curativos y la capacidad de volver a conectar a los seres humanos con lo divino. Esta búsqueda se convertirá, como decimos, en un extraordinario viaje iniciático que cambiará su vida para siempre.

En una parada en el río se encontró con Anastasia, que conocía la ubicación exacta de los «cedros resonantes» que buscaba y se ofreció para ser su guía. A lo largo de los tres días siguientes, Vladimir Megre fue llevado a un mundo de revelaciones impactantes, sexo sagrado, estados alterados de conciencia, asombrosa sabiduría y poderes desarrollados.

El majestuoso cedro siberiano alcanza una altura de hasta 40 metros y vive quinientos cincuenta años. Día y noche capta y acumula en sus hojas en forma de aguja todo el espectro de energía luminosa. A los quinientos años de vida comienzan a resonar. Se trata de un zumbido casi inaudible, parecido al que produce la corriente en los cables de alta tensión: es la señal que envían a los seres humanos para que los tomen y utilicen su energía almacenada. Y lo hace durante tres años.

Si en este tiempo el cedro no entra en contacto con nadie, incapaz de en-

tregar la energía almacenada del Cosmos directamente al ser humano, comenzará a quemarla en sí mismo. Este doloroso proceso de incineración dura veintisiete años.

El Cedro Resonante tiene el poder de elevar la frecuencia vibratoria del ser humano para que conecte con lo divino. Su poder purificador y antibacteriano es tan extraordinario que en un bosque de cedros –y en un radio de hasta cinco kilómetros– no existe la enfermedad.

A lo largo de la obra, Anastasia va desvelando al empresario las extraordinarias propiedades medicinales de estos árboles: de su aceite y de un sirope especial que producen y que es adecuado para la salud espiritual, emocional y física del ser humano. Todo esto causó tal impacto en el empresario que sintió la necesidad de abandonar sus negocios para dedicarse a documentar y compartir estas revelaciones con el mundo.

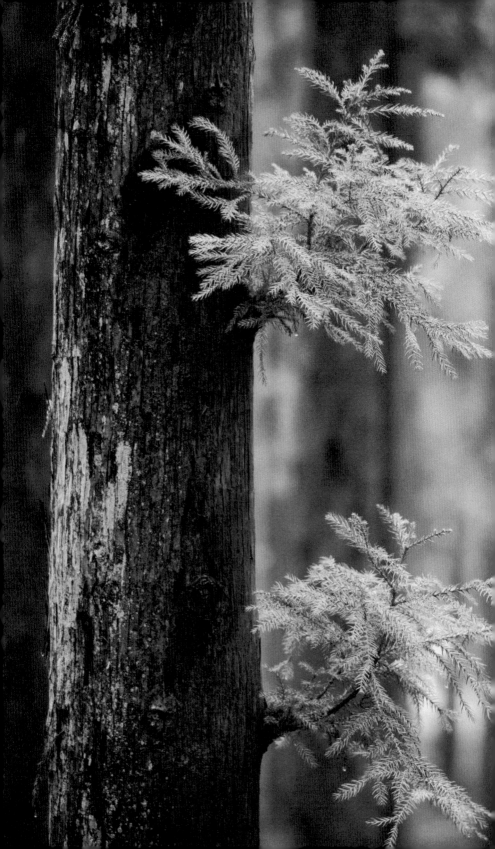

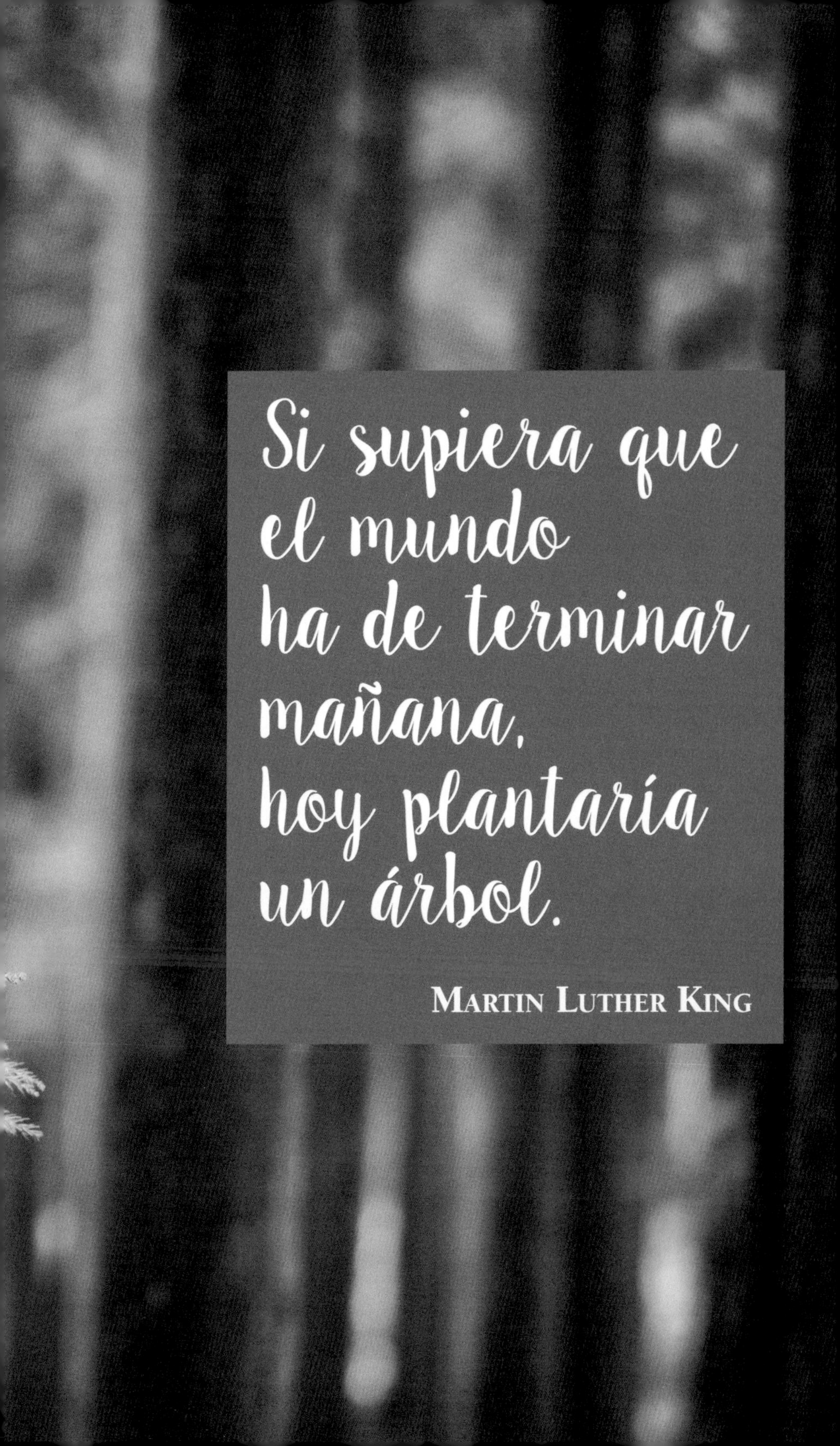

Si supiera que
el mundo
ha de terminar
mañana,
hoy plantaría
un árbol.

MARTIN LUTHER KING

Árboles, bosques y psicología

SIETE TIPOS VEGETALES, SIETE ACTITUDES HUMANAS

Junto a los árboles, el bosque recoge abundantes especies vegetales con los saludables componentes que hemos visto a lo largo del libro. Algunos tipos vegetales también han sido estudiados, bajo el prisma de la antroposofía, en relación a la psicología humana. Vamos a verlo un poco más de cerca.

Existe una estrecha conexión entre el crecimiento vegetal y el modo en que el ser humano enfoca la vida. Lo indestructible, lo perenne, la corriente genética de cada especie vegetal, podemos verla análoga a lo que es la persona, a lo que tiene ésta de eterna e inmutable.

En la forma de la planta, en su realización, la tendencia propia de la especie se objetiva en la materia y la energía asimilada del ambiente; del mismo modo, la persona sale al encuentro del mundo, lo siente, lo percibe y construye su propia forma en función de la cambiante relación con el ambiente; elabora esta «materia» y la moldea, reforma el mundo perceptivo en torno suyo aspirando a superar

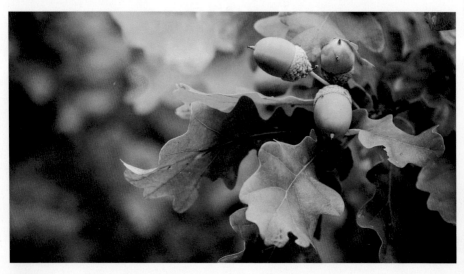

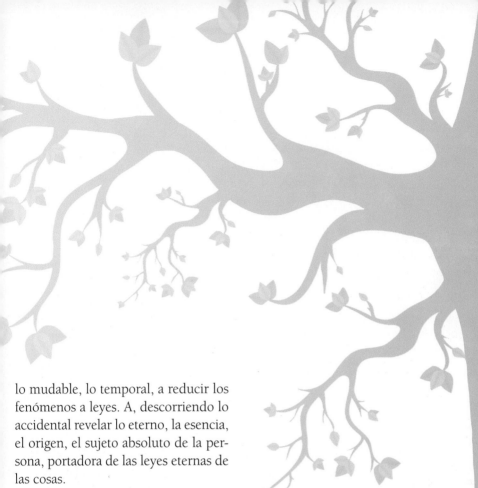

lo mudable, lo temporal, a reducir los fenómenos a leyes. A, descorriendo lo accidental revelar lo eterno, la esencia, el origen, el sujeto absoluto de la persona, portadora de las leyes eternas de las cosas.

Si distinguimos en la planta un impulso vertical y otro horizontal, en las personas estas tendencias se traducirán respectivamente en el apremio a acomodarse en el mundo como entidad autónoma, y a entregarse a éste y elaborarlo hasta convertirlo en posesión propia.

Cuanto más multipliquemos la receptividad, cuantos más planos diferentes ofrezca a la impresión de los fenómenos, tanta mayor cantidad de mundo «*aprehenderá*» y germinará en su seno.

Y cuanto más fuerte y honda sea la personalidad, cuanto más libre se haga la razón, tanto más mundo «*comprehenderá*», tanta mayor cantidad de formas creará fuera de sí mismo. Con ambas cualidades reunidas —la riqueza de existencia, y la independencia y la libertad—, lejos de perdernos en el mundo, los seres humano asumiremos en nosotros mismos el mundo entero.

La Armonía de las Esferas

Para avanzar en este estudio deberemos entrar en la esfera del movimiento —la cuarta dimensión, que en las plantas encontramos fijada

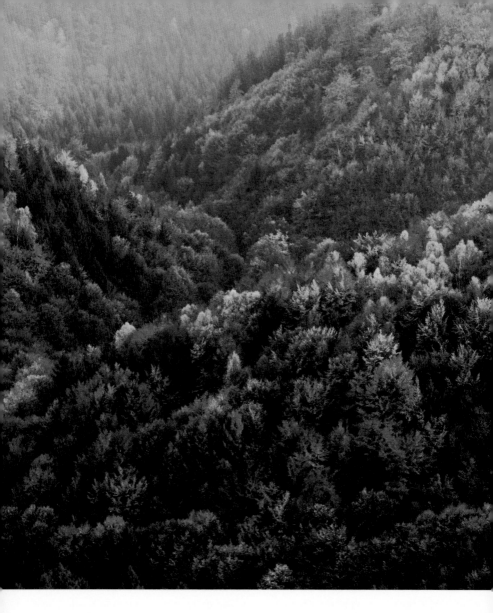

como si fuera una serie de fotografías en sus sucesivos crecimientos consolidados— donde las leyes evolutivas salen a nuestro encuentro en forma de poderosos ritmos, de manifestaciones melódicas. Por eso lo podemos relacionar con la Armonía de las Esferas de la que hablaban los antiguos.

La observación de las plantas es un recurso útil que nos entrena a distinguir las diferentes formas que se dan en el reino humano, en cuya vida interior todo entrefluye y a primera vista carece de forma precisa. Podemos concluir que ambos reinos se ven sometidos a las mismas influencias ambientales... por alejadas que estén.

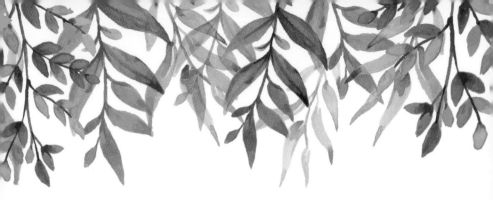

1. LAS PLANTAS CRASAS

La mayoría de plantas crasas crece en regiones o lugares desérticos, áridos, donde la luz deslumbra y el calor abrasa. El aspecto de los cactus no es tan atractivo: su tallo —donde debería manifestarse lo vertical— es verde y cumple la función de las hojas (órganos periféricos) que aquí se reducen a espinas.

Es un tallo blando que nunca se endurecerá; su crecimiento no se detiene, no retrocede, fluye siempre hacia delante. Sus procesos vitales quedan fuertemente retenidos a medio camino; evita el contacto con el ambiente creciendo en anchura, hinchándose (las formas esférica y cilíndrica son las de mínima superficie), convirtiendo sus hojas en espinas y evitando con ello la posibilidad de secarse, concentrando en el tallo, que es hidratado y mucilaginoso, los procesos de la hoja.

Se ahorra la exhalación respiratoria de CO_2 almacenándolo por la noche en forma de ácidos. En el lerdo, reservado y ensimismado crecimiento que tiene lugar después de las lluvias parece que no quisiera desplegarse o evolucionar haciendo crecer un órgano tras otro. Siempre intenta formar un mundo aparte, aislado, independiente del medio; los órganos que establecen contacto con éste —«lo periférico»— se han interiorizado, refugiado en lo vertical, y le confieren la potencia germinativa (que en otras plantas se encuentra en las partes secas y contraídas): un trozo de tallo se conserva durante mucho tiempo apto para la propagación; de hecho todas las partes de la planta poseen gran capacidad germinativa.

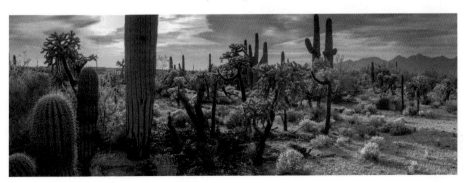

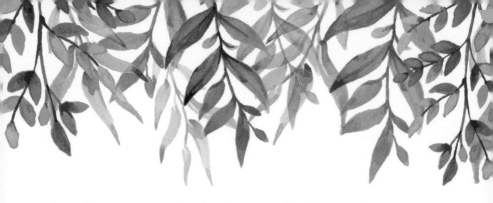

Son plantas capaces de absorber gran cantidad de agua en los breves períodos de aguaceros —extendiendo rápidamente sus raíces hacia la periferia— y la retienen durante los largos meses de sequía. Crecen un poco, y de repente... florecen, y lo hacen abundantemente, volcándose del todo al ambiente, con gran riqueza de sépalos, pétalos y estambres —periféricos— emitiendo fragancias etéreas, colores radiantes; y cual delicioso regalo ofrecen después un fruto a menudo dulce y pulposo, con escasa semilla, lo cual indica incapacidad para el endurecimiento, incapacidad vertical.

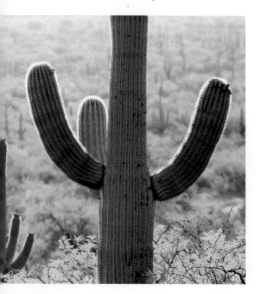

De la planta a la persona

Las personas con lo periférico dentro de lo vertical se caracterizan por depender del mundo exterior y no tener anclada aún su conciencia en los estratos profundos de su ser. Su empuje hacia el desarrollo es débil y lo que admiten apenas lo elaboran. Les domina el impulso de adaptarse al máximo al ambiente, de apropiárselo y conservarlo con el máximo esmero. Estas personas aceptan lo que del mundo sale a su encuentro, tal cual es, pero no imponen su sello personal en sus acciones posteriores; se preocupan de la buena marcha cotidiana propia y de los suyos, y sólo esto les merece un esfuerzo (aquí va incluido el comer, el vestir y la salud).

Retienen y defienden su comodidad, evitan las dificultades y simpatizan con lo que les sirve. Su pensar no es productivo, aunque pueden reproducir muy fielmente el pensar ajeno, aparentando una vida interior rica que no es más que palabrería. Lo que se ha dado en llamar «masas» suele mostrar en alto grado rasgos de este tipo.

El niño, con la personalidad aún sin manifestar y su cuerpo en modelación, toma muy en serio a los adultos, acepta con devoción su experiencia y

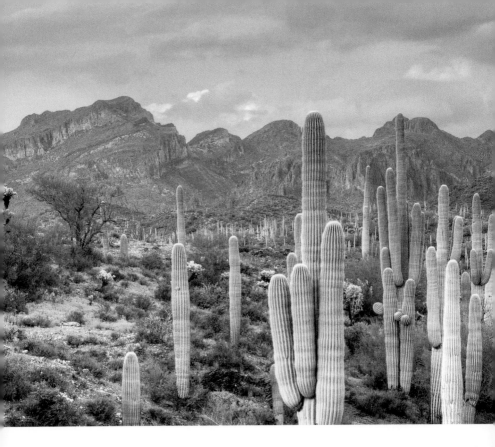

ejemplo, les imita. Las personas que no han superado esta etapa renunciando a conservar esa juventud, están impidiendo su libre interacción con el mundo, concentran el interés en sus procesos biológicos o quieren ser exactamente como sus vecinos, no profundizan en su interior y para ellos el progreso es aumentar el patrimonio; aumentar de peso cual niños.

Vida cotidiana, vida interior

Una labor mecánica, repetitiva, sin aspirar en cada instante al encuentro con lo más sublime, desarrollará en nosotros mucha vitalidad, salud y tesón incluso en las condiciones más adversas, pero desorbitarse en estas labores resulta fatal. La «moda» es un ejemplo, y un fanatismo especialmente peligroso es que las energías imitativas participen en los grandes movimientos de masas.

Así pues, la mejor base para hacer prosperar un proyecto es lo cotidiano: con el trabajo de todos los días se logran los mejores resultados. La alimentación interior del ser humano necesita un cuidado minucioso, y sólo perseverar en ejercicios sencillos fundamentará un potente crecimiento de la vida interior, que un día estallará en una brillante floración. Como dicen algunos: para llegar a «la tierra prometida» hay que pasar antes por los desiertos.

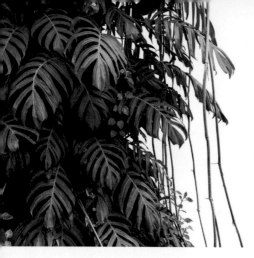

2. LAS PLANTAS TREPADORAS

En las húmedas y calurosas selvas tropicales existen gigantescas plantas llamadas bejucos o lianas. Los árboles las suben con ellos mientras crecen, llegando a alcanzar distancias de cientos de metros entre sus flores y sus raíces. Las enredaderas de nuestros bosques son menores, y también crecen entre los arbustos y los cultivos (algunas son los mismos cultivos: judías, lúpulo, etc.), y de la misma forma predomina en ellas lo periférico sobre lo vertical: son plantas que se inclinan a integrarse con el ambiente, a producir mucha superficie.

El tallo crece en longitud con inusitada viveza y movilidad. Al brotar —al revés que otras plantas— estira antes el tallo que despliega las hojas. Con una percepción especial detecta la presencia y se aproxima a cualquier apoyo, en el que se enreda. En comparación con otros tipos de plantas, el tallo apenas aumenta de grosor, los nudos donde se inserían las hojas están muy espaciados, y éstas pueden ser enormes. Es un crecimiento sin

centro: el centro lo ocupa la planta de apoyo, y además, el eje central del tallo es blando o no existe. El endurecimiento de las paredes de éste es muy fuerte; y gracias al trenzado celular —una estructura que es un prodigio de la ingeniería— logra la máxima extensión con el mínimo gasto de material.

En su ascensión a la luz estas plantas obtienen el máximo resultado con el mínimo de recursos. Por el interior de esos cables tropicales asciende una vigorosa corriente de agua hacia las calientes hojas. Ya en la luz, sobre las copas de los árboles, el crecimiento se detiene, y entre hojas suculentas estalla la floración.

También encontramos este tipo en las plantas rastreras, y en las de grandes hojas, propias de sombra y suelo fértil como el ruibarbo, muchas plantas tropicales, etc.

En las personas

La persona en concordancia con este tipo de planta se deja guiar por los sentidos; lo inmutable de ella sólo sirve para abrir camino a éstos. Está orientada al ambiente, en el que trata de insertarse, y se pregunta (como el tallo antes de marchitarse sin haber encontrado apoyo) hasta dónde llegará con esa adaptación.

Trata de lograr en el mundo cuanto puede, explota sus experiencias con el ambiente para su propio be-

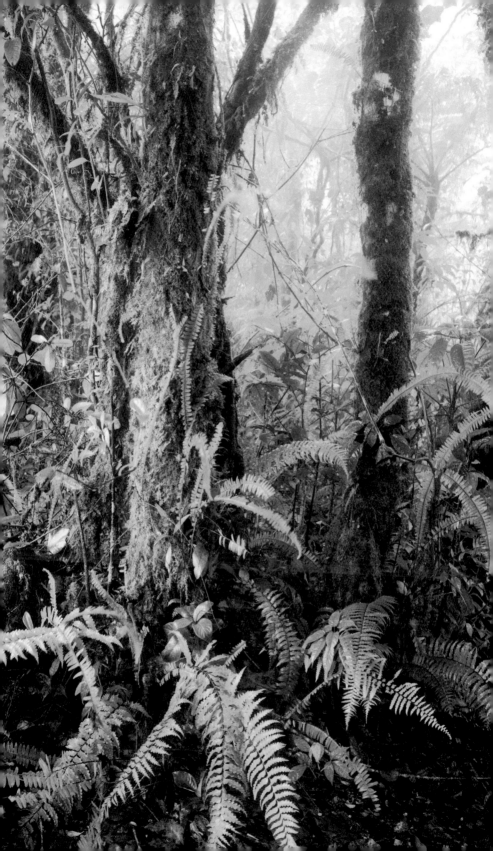

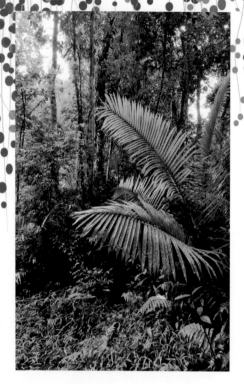

neficio y aprovecha la ventaja última de las situaciones (que ve superficialmente, sin intentar conectarlas con algún sentido más profundo). Sus reacciones son también superficiales y rápidas, y el anhelo único es ascender, cueste lo que cueste, con cierto egoísmo. La productividad real es entonces escasa.

Las personas con restos de esta etapa pueden conquistar el mundo ante el asombro de todos; parecen autónomos pero en realidad se esfuerzan en cumplir lo que la autoridad indica (que puede ser simplemente la opinión pública o la teoría científica del momento), y no forzosamente un personaje de valía. Logran mucho con pocos recursos.

Acatar el mundo tal cual es conduce a la catástrofe, igual que conseguir los objetivos con el engaño, que sería una especie de agilidad descollante. Para aprender y ejercitarse en cada actividad es necesario oír a los maestros, pero es peligroso estancarse en la facilidad técnica alcanzada, pues puede caerse en un virtuosismo hueco.

Cuando las relaciones humanas y la colaboración se deterioran, los problemas parecen insolubles y abruman; conviene recordar entonces que el éxito depende de la interacción recíproca correcta, que cada uno posee flaquezas pero también facultades positivas para lograr lo mejor posible, y que en conjunto todos poseemos lo necesario, y sólo hace falta conectarlo todo bien. Es la actuación del buen mercader: recibir de quien le sobra para dar a quien fe falta.

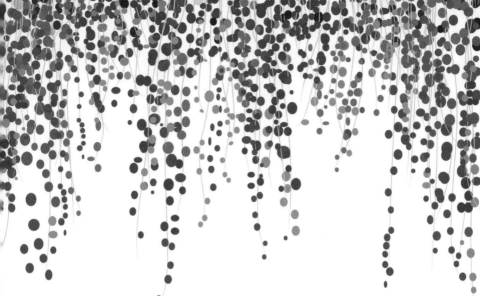

3. LAS PLANTAS DE ALTA MONTAÑA

Donde la tierra se acerca al cielo, entre las rocas donde el sol les brinda abundante calor durante unas pocas horas, y el resto del día el firmamento es tan abierto que desde todos lados les alcanza siempre una luz avasalladora, cerca del nacimiento de los riachuelos, donde el suelo es tan cristalino y permeable que casi no puede llamarse «tierra», está el hogar de las plantas alpinas.

El follaje es minúsculo. En cuanto han formado un tallito y unas hojitas, se despliega la flor, primorosa y refulgente, de magníficos colores, que asoma con timidez, relativamente más

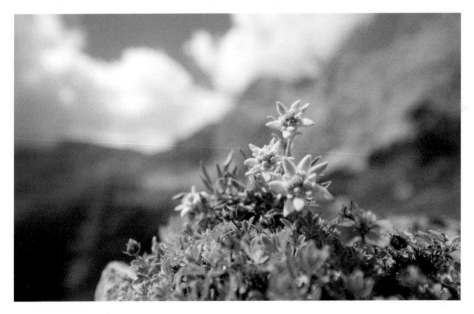

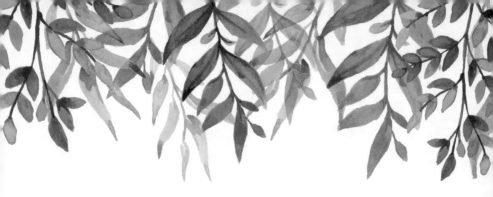

grande, más trabajada y de color más intenso que las de las llanuras. Todo ocurre con extrema rapidez, aprovechando el fugaz buen tiempo apto para la vida. También los arbustos con su forma de almohadillas espesas de verde fresco reviven y se cubren de florecillas tiernas.

En la alta montaña la tierra influye poco en estas plantas, que se entregan pronto por entero a la luz indómita, al espacio celeste libre, a las influencias del cosmos.

Lo vertical —el tallo— es muy escaso y débil, y lo periférico avanza rápidamente aunque se extiende poco,

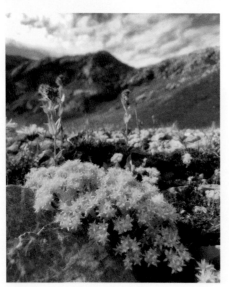

culminando en ese ímpetu con un resplandor supremo. Criadas ante la luz quedan pequeñas, y si no encuentran tanta crecen en tamaño. Las raíces de las plantas alpinas son grandes, al revés de lo que ocurre cuando la tierra es fértil, húmeda y sombreada.

Donde la energía celeste desciende a las regiones bajas, o en suelos con poca tierra y bien iluminados, se encuentran otras plantas pertenecientes a este tipo. Forman escasas hojas y se lanzan tempranamente a florecer: aciano, lino, claveles silvestres, campánulas, etc.

Entrega suprema

He aquí las personas que se dejan influir completamente por el mundo y seleccionan lo que justifique una suprema entrega, un volcarse una y otra vez en una sola gran pasión, con la urgencia de dedicarse a un ideal que les parece el más elevado y que les colma completamente, agotando las energías con las que habían dado a su vida una forma según su personalidad.

Tomarán mucho más en serio las ideas ajenas que las propias, y lo hacen con entusiasmo, acatamiento y veneración, con el anhelo de ofrendarse y consumirse en el fogonazo de una

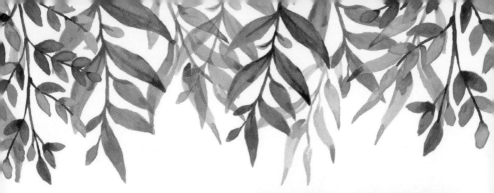

misión considerada por ellas como importante.

Las personas que mantienen estos rasgos se han estancado antes de desplegar su personalidad o su pensar autónomo; viven en un mundo de violentas oscilaciones emocionales —afectos y rechazos, más propios de la vida amorosa— y no poseen un centro interior, una actitud certera fruto de la propia elección.

La admiración enardecida y el entusiasmo por la belleza nos eleva sobre los rasgos de la vida cotidiana, pero puede derivar hacia ideales unilaterales (vegetarianismo, ecologismo, etc.} descuidando el verdadero desarrollo integral por cerrazón, o puede llevar a desear vivir grandes emociones a toda costa mediante la creación de rumores sensacionalistas, enredos de los que uno mismo es culpable y algo masoquistamente disfrutados en el fondo.

Para buscar un punto culminante en la vida —sea la revelación religiosa o la inspiración artística— hay que disponerse a la entrega total, a que el entusiasmo nos sobrecoja cual poderosa tempestad; a envolver en las llamas del fervor lo que puede descender de arriba, la más perfecta manifestación instantánea del espíritu.

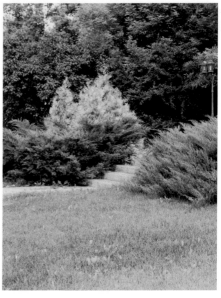

4. LAS PLANTAS HERBÁCEAS

Es difícil encontrar en otro lugar el radiante paisaje de un herbazal en primavera, todo crecimiento y eclosión, salud y armonía. Entre el verde de innumerables briznas de hierba aparecen alegres flores, muchas de las cuales siguen el movimiento del sol o se abren y se cierran cada una a su hora. Las estaciones tienen sus hierbas: las inocentes primaverales, las altaneras veraniegas, las ardientemente severas otoñales, cada una contribuyendo con su sonido a la sinfonía orquestada por el sol.

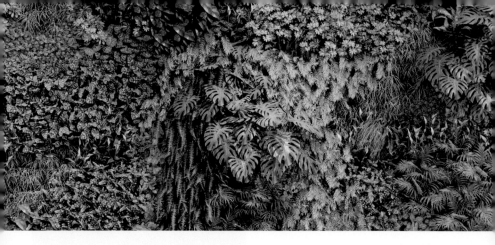

Las hierbas prosperan especialmente en un ambiente equilibrado, donde haya buena tierra, agua, aire y calor. En sus formas encontramos todos los atributos que adjudicaríamos al vegetal típico, ningún órgano se halla más desarrollado que otro, domina el equilibrio entre lo vertical y lo periférico.

No sólo las plantas anuales pertenecen a este tipo, también las perennes (o con órganos más férreos de subsistencia) que emiten brotes al año siguiente y no llegarán a lignificarse.

Entre lo inmutable y lo perentorio

El correspondiente tipo humano se distingue por el equilibrio entre lo inmutable y lo mudable de la persona, entre la propia esencia y el ambiente. Vive —plenamente desarrollado y en floración— en medio de la comunidad social: el herbazal. Es capaz de realizar el difícil trabajo de conciliar los mayores contrastes, convivir y llevar a cabo empeños comunes con gente muy distinta; se siente a sus anchas cuando puede dirigir su vida en concordancia con gran número de personas e ideas afines; goza compartiendo con sus congéneres la condición humana; se comporta como igual entre iguales, sin reservas.

Puede entregarse enteramente y a la vez guardar con tacto mucha reserva; es independiente y actúa según sus impulsos propios. Está dispuesto a la mayor fraternidad y tolerancia, a participar en todo, y arrastrar a todo el mundo en su marcha triunfal. Lleva en sí una grandeza radiante.

Vivir «el otro»

En este sentido, la compasión no debiera entenderse sólo como acompañar los padecimientos el prójimo. No supone un sufrir pasivo, sino participar en la voluntad ajena. Que algo de nosotros mismos viva en el otro, poner a su disposición una energía que la otra persona pueda emplear de acuerdo con su propio ser. Completar con la fuerza propia la ajena.

Esta persona se interesa por todo germen por abrir en los demás, contribuyendo a que realicen el sentido de sus vidas, sondeando o intuyendo su

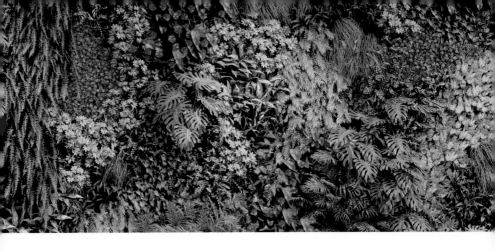

núcleo recóndito, y participando con plena fuerza y sabiduría en sus empeños (pese a que con frecuencia pueden no ser conscientes de ello), alegrándose de las facultades ajenas, aunque sean superiores a las propias.

Se puede llegar al extremo de emprender una proeza de autoeducación buscando un camino que puedan luego seguir los demás, o a llevar las cargas del otro para aliviarle en la vida.

5. LAS PLANTAS ARBUSTIVAS

En las extensas llanuras de tierra seca, en los desiertos, las estepas, los secarrales, a plena luz y calor, estas plantas crecen enjutas, entrelazadas, frecuentemente espinosas y encrespadas, con ramas leñosas, a punto de secarse.

Ascienden tempestuosas de las profundidades, atrevidas, lanzándose al espacio sin freno, reverdeciendo antes que los árboles. El tallo inicial no

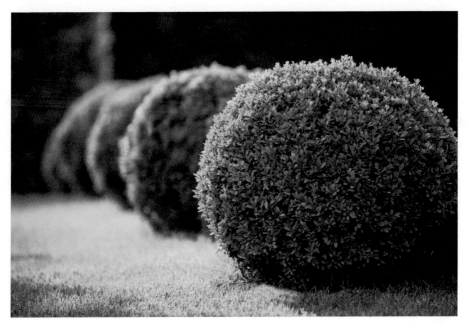

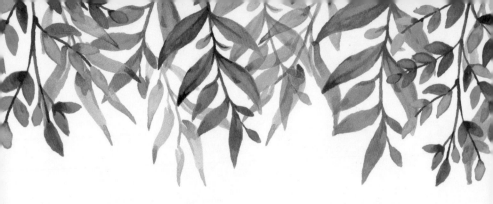

permanecerá único y principal: pronto se dobla, se aleja del eje, no posee una yema terminal; y los renuevos —que proceden de la madera más próxima al suelo, o directamente de éste, su parte más viva— le dominarán.

Las ramas inferiores prescinden de las superiores, y tienen el mismo estilo de crecimiento que aquel tallo: todo vuelve a empezar de nuevo rehusando apoyarse en lo construido el año anterior, nada llega a un acabamiento, ninguna rama quiere ser tronco principal, todas se desvían en todas direcciones; si hay algo de tronco, está compuesto por las ramificaciones que se han sucedido.

Tan pronto se anotan el mínimo logro, estas plantas se despojan por completo de su sustancia, la dejan abandonada a la tierra, se desvitalizan, sus ramas se vuelven quebradizas o se endurecen sus espinas.

Lo vertical en el Cosmos

Es la tendencia de lo vertical a situarse en un lugar en el espacio, a imponer su configuración sobre el ambiente mediante un crecimiento vigoroso, que luego, con el mismo empuje se relanza —arrojándose en un gran arco hacia los lados— a otra conquista,

como si fuera la primera, apenas concluida ésta, dejándola mal perfilada, sin llevarla a feliz término.

Entonces la planta se vuelve al cosmos que, por magia, saca flores de ellas. En efecto, en colaboración con la luz solar, los arbustos se adornan con una plétora de flores de colores brillantes, y la jugosidad del proceso del crecimiento se vuelca, se sublima en cálidas y dulces bayas, suprema síntesis de color y agua, que en cascada cromática son ofrenda para los pájaros.

Hay plantas que no presentan el peculiar aspecto de las zarzamoras, pero poseen caracteres parciales de este tipo. Así son los árboles frutales, que proceden de variedades silvestres con espinas y tienen una floración exuberante y frutos carnosos; o las plantas que acumulan reservas bajo tierra para crecer rápidamente al año siguiente. Por otra parte, en los bosques de regiones más húmedas y frías los arbustos crecen más frágiles y con abundantes filigranas.

Personal

En estas personas lo vertical trasciende las propias metas, crece invadiendo el terreno ajeno; se polarizan hacia el

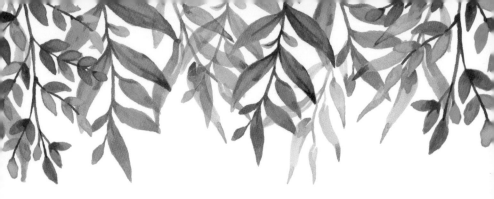

mundo circundante sin elaborar las aportaciones procedentes de éste; la receptividad es sustituida por la actividad. Su intervención es violenta, vehemente, vigorosa, una tempestuosa voluntad sin reserva que no tiene en cuenta obstáculo alguno, que ha de lograr todo al primer intento, sin desarrollo gradual, aunque sus actos no estén en realidad suficientemente motivados o adaptados a las exigencias reales del medio. Producen cambios en el ambiente convencidos de que sus ideas, sus proyectos, son de tal importancia que han de ejecutarse, divulgarse, proyectarse inmediatamente en todas direcciones, como una proclamación, una misión a ejecutar; que han de realizarse en el mundo grandes reformas de las que depende todo su futuro. Son inconstantes: se desvían a otro proyecto, incluso opuesto al interior; nada, ni en su propio ser ni en sus obras, puede madurar del todo. Su pensamiento penetra poco, es la recia personalidad la que pesa.

Pero reformas e innovaciones pueden hacerse sin mirar las consecuencias, o ser motivadas sólo por el capricho de intervenir radicalmente, degenerando entonces en tiranía brutal y sed de conquistas, ocasionando innumerables víctimas, destruyendo el trabajo ajeno y el propio, influyendo en los demás mediante la sugestión, la demagogia y la propaganda, avivando emociones y arrastrando voluntades.

Ejecutar estas tareas con empuje, poniendo en juego la personalidad cabal de uno para luchar por sus convicciones, como si el propio bienestar y la supervivencia del mundo dependieran del logro de ese preciso detalle, consagrarse a la empresa estando prestos siempre, sin escatimar esfuerzo... era lo que impregnaba al caballero templario.

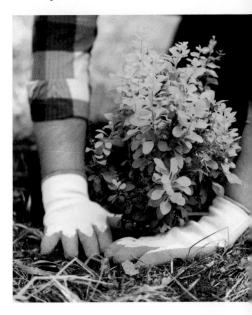

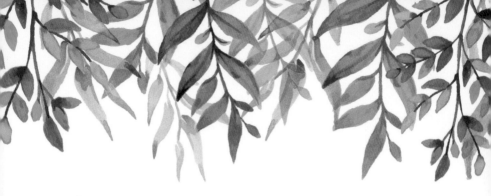

6. LOS ÁRBOLES FRONDOSOS

En un bosque de robles, portentosos troncos sostienen tupidas masas de hojas contra el espacio celeste, y donde ellos faltan, estridentes manchas luminosas alcanzan el suelo; brotan innumerables arbustos y hierbecillas que florecen, revolotean pájaros en torno a sus protectores. El hayedo es una catedral a media luz; troncos largos y estrechos como pilares soportan sucesivas frondas ansiosas de crecer hacia la luz, formando un techo ininterrumpido, pero no crece otra vida bajo ellos: hay un silencio solemne.

Un solo árbol desarrollado abruma en su grandeza. Desde las profundidades de la tierra eleva poderosas fuerzas y así forja un tronco robusto. Extiende sus ramas queriendo abra-

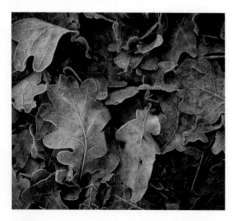

zar todo el espacio. Juega con la luz y las sombras, los susurros y los titanes desencadenados del viento. Y en él se aposenta todo un mundo de pájaros e insectos que lleva al reino del espacio. Los árboles reflejan con perfección el curso del año, la relación entre Sol y Tierra: el retoñar y la caída de la hoja, los equinoccios y los solsticios; llevan también todo un mundo al reino del tiempo.

Lo que la hierba muestra en el espacio, en el árbol ocurre en el tiempo: el retoñar primaveral de las ramas es la germinación de las hierbas por el agua; las hojas desplegadas al aire veraniego es el pleno desarrollo de la hierba; el recio color otoñal es la flor —hojas transformadas— que prorrumpe ardorosa; las hojas caídas y la miríada de yemas en la madera del árbol —pedazo de tierra— es la flor marchita que antes ha formado sus semillas, las cuales se han retirado y conjugado con la tierra invernal aguardando expectantes la primavera.

Los logros del árbol exceden a los de las demás plantas, pero el árbol ha surgido también de un pequeño germen. Durante el primer año es más pequeño que la mayoría de las hierbas; su tallo es fuerte aunque tiene es-

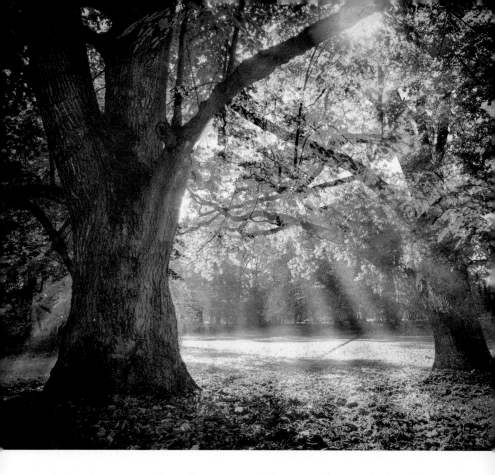

casas hojas; lo poco que ha sido construido se endurece, preparándose para un largo futuro. Aunque el tiempo sea favorable, no cambia su exterior; en otoño dejará caer sus hojas, pero en varios lugares ocultos ha almacenado unas pocas provisiones, y con las yemas bien abrigadas pasará el frío invernal.

No culmina el crecimiento anual en una flor, sino en una yema, que al segundo año desarrollará —sin precipitación, no muy temprano como las plantas de pronta floración— un vástago fuerte y erguido, prolongación del primer crecimiento; y este punto, año tras año, va siendo trasporta-do hacia arriba. Cada hoja lleva una yema en su axila; muchas permanecen durmiendo, como una reserva de posibilidades de crecimiento —si todas brotasen el resultado sería una caña.

En la parte baja de todo árbol ocurre este fenómeno, que se va atenuando hacia arriba, y dentro de una rama, aunque de forma menor, sigue también dominando la yema terminal. Pero hay árboles en que la regla se interrumpe en una temprana fase: el tronco se divide en varios que tienden todos hacia arriba. Así se estructuran las copas, más o menos tupidas.

Cada verano, una nueva capa envolvente de materia viva se deposita

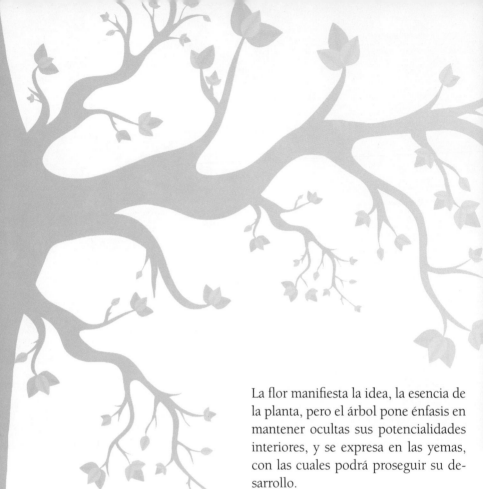

en estado semi petrificado, convertido en tierra, sobre cada raíz, cada tronco y rama.

Y si la capa viva llega a herirse, aparece una masa, un jarabe espeso que la cerrará y se solidificará dando una madera durísima. Las ramas laterales se van hundiendo en el tronco conforme éste se engrasa; la corteza sufre tensiones, plegamientos y hasta cicatrices en la inserción.

El árbol joven que tarda en atreverse a florecer alcanzará un magnífico desarrollo, y los árboles con gran floración suelen tener flores pequeñas.

La flor manifiesta la idea, la esencia de la planta, pero el árbol pone énfasis en mantener ocultas sus potencialidades interiores, y se expresa en las yemas, con las cuales podrá proseguir su desarrollo.

Sistematización y retención. Dominio de lo vertical, ayuda por parte de lo periférico. Un tallo vigoroso que otorga mucha estabilidad e independencia a la planta, hojas de tamaño mediano pero en cantidad enorme, llevadas lejos por el ramaje, a la periferia. Ritmo de despliegue y condensación de la materia, pero independiente del curso anual, al que supera por una larga vida. El árbol frondoso.

Autorrealización poderosa

En el hombre con estas características, la personalidad alcanza la máxima preeminencia, es un firme sostén

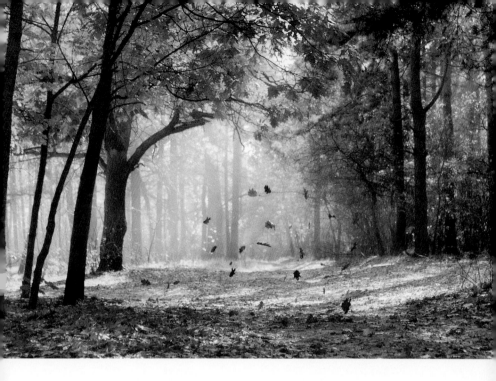

para alcanzar una sobresaliente grandeza, y las experiencias deparadas por la vida se asimilan e incorporan a la propia esencia. Elaborando éstas mentalmente logrará una poderosa autorrealización y constituirá su propia concepción del mundo. La influencia sobre el ambiente es vigorosa, y con él mantendrá una continua interacción consciente.

Ante todas las dificultades, incluso en condiciones cambiantes y turbulentas, guardará una actitud de reservada mesura, de superarlas con soberana serenidad, antes de revelarse abiertamente: raras veces aparece un supremo entusiasmo —una floración radiante— que manifieste con perfección su personalidad.

En sus acciones va introduciendo la máxima sistematización, labra su esencia, construye piedra sobre pie-dra, con una visión anticipada de la obra planifica a largo plazo, sin dejarse arrastrar fácilmente por emociones súbitas de dirección cambiante; mantiene la tranquilidad en todas las circunstancias y dificultades, conecta con el profundo sentido de las cosas.

En el punto culminante de la vida humana, la madurez adquirida por las muchas experiencias, con lo logrado consolidado, la persona se siente centrada en sí misma, puede asumir grandes responsabilidades, y sus actos —personalísimos— cabe esperar que sean expresión perfecta de su actividad espiritual.

Pero puede darse también un carácter muy frío, inaccesible al prójimo, y no servir al elevado interés colectivo por emplear toda la energía en fortalecerse, sin colaborar con los demás,

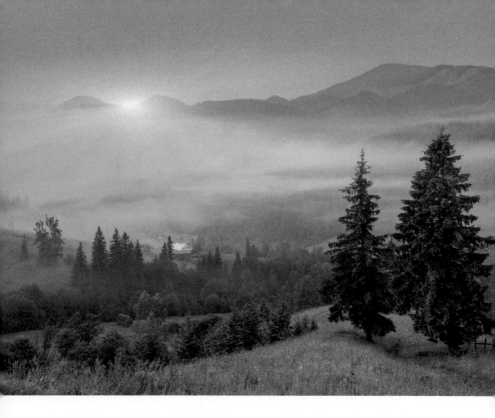

paralizando las actividades ajenas con la sombra, el predominio propio.

En la organización de una comunidad, de una colaboración humana, es necesario el guía inspirado que ve con anticipación el conjunto y logre un equilibrio donde en otras condiciones habría destrucción por fuerzas opuestas.

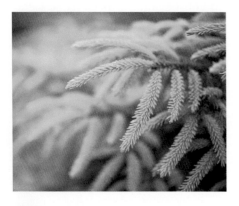

7. LAS CONÍFERAS

Un cinturón oscuro, adusto y severo rodea al Círculo Polar; algo semejante ocurre en la alta montaña, entre las nieves perpetuas y las praderas que todavía resisten el frío de la altura y los árboles frondosos de hoja caduca. Son bosques que protegen y cobijan. Los vientos mueven solemnes las ramas cubiertas de pesada vestimenta, y aun cuando hace mucho frío reina siempre allí un delicado calor fragante.

A estos árboles les basta un poco de sol para sobrellevar largos tiempos de asperezas —y tinieblas en las regiones circumpolares. Su color oscuro les permite absorber intensamente la luz, que convierten en calor, en un ardor oscuro que amasan con materia seca y densa; la resina que impregna su madera altamente inflamable, la esencia de trementina.

Y no necesitan apenas agua —a diferencia de las plantas frondosas, que crecen jugosas y abundantes— pues las acículas de sus hojas apenas la evaporan.

En el abeto se aprecia claramente la predominancia de la yema terminal: un trozo vertical, largo y erecto como un cirio, vigoroso, independiente, muy resistente. El orden y la sistematización están llevados al extremo de la eterna repetición de lo mismo: con un rigor matemático salen perpendicularmente las ramas del tronco, de dos en dos, siguiendo una espiral nítida, geométrica, con precisión regular, y de ellas salen las hojas aguzadas como tallos —lo vertical influye hasta en lo periférico—, rígidas, sin expansión, lineales, endurecidas enseguida, como todos los órganos jóvenes de estas plantas.

Los crecimientos veraniegos son tardíos, a fines de mayo las hojas se liberan de su película envolvente y se mantendrán en las ramas tres años antes de caer, e igual las piñas, que se abrirán a la tercera primavera. Con ello nos muestran su pasado.

Se encuentra este tipo atenuado en plantas que mantienen sus hojas como el acebo, el rododendro, el brezo; y hay plantas próximas a las coníferas que se apartan, como el tejo que gusta del agua y no es resinoso, o el alerce, cuyas hojas caen en invierno.

Un pasado inmenso detrás

Este tipo vegetal se corresponde con personas que modifican mínimamente el impulso sensible, de adaptación; admiten poco del mundo, seleccionan las experiencias muy simples y las incorporan, reaccionando sólo a ellas una vez las han convertido en sustancia propia. Las experiencias son captadas intensamente, y un pensamiento riguroso, esquemático, hasta dogmático, las elabora mucho, pero el inte-

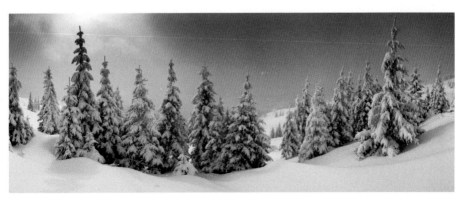

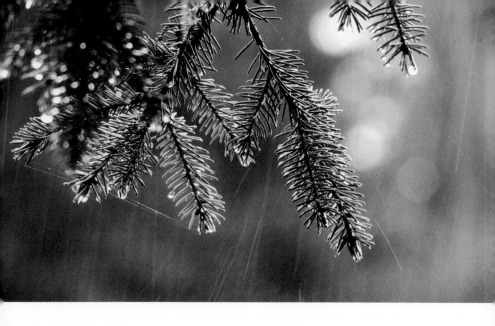

lecto no las procesa sino que pasan a la memoria, convertidas en recuerdo; sólo entonces otro puede relacionarse con las experiencias, haciéndolas revivir, inalteradas, en cualquier momento; entonces surgen con más fuerza cuanto más distantes en el tiempo hayan sucedido.

Cuando contemos un proyecto a esta persona, en vez de interesarle nos recordará sus experiencias propias —primero sale a nuestro encuentro el pasado— y quizá mucho más tarde, cuando hayamos olvidado nuestro proyecto, lo saque de las honduras insondables en que había caído y lo cuente a otros con entusiasmo y seriedad.

La impresión que producen de personas aburridas cambia cuando comienzan a contar su pasado. Para ellos, el pasado es sugestivo y real. Su vida interior es intensa. «Lo que fue válido una vez, ha de seguir siéndolo».

Una nueva situación les crea cierto desasosiego y les hace ir en contra de las innovaciones aunque sean necesarias. Son personas con una postura determinada desde dentro, que pretenden autodeterminarse en cualquier circunstancia, actuar siguiendo la dirección decidida sin claudicaciones, sin desviarse de las convicciones que han fijado.

Ello les da una semblanza de reposo, de cierto señorío y desasosiego a la vez, y parecen adustos y tétricos al no ver los gérmenes del futuro, sino sólo lo sujeto a la muerte. Están en conexión estrecha con las energías creadoras antiguas, activas en otros tiempos. Su ardor interior es el postrer fulgor de esas energías.

En la senectud disminuyen las energías y el deseo de intervenir en empresas importantes. Sosiego hacia fuera, recuerdo ardoroso hacia dentro. Aumenta la hondura de la vida íntima, se inicia el tranquilo retorno...

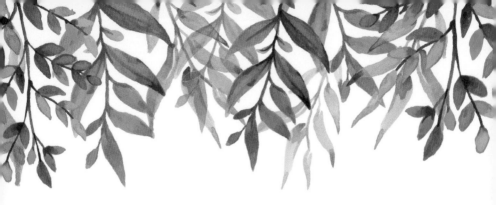

El que vive desde muy temprano con las energías propias de la vejez no se entusiasma fácilmente con cualquier proyecto nuevo, sino que desde joven vive en sus recuerdos entrañablemente, ofrece el mismo aspecto calmado y severo, y apenas reacciona a los estímulos del momento.

Lealtad a lo superior de los demás

Para conservar tradiciones, conservar grandes impulsos espirituales y conectar con el origen de los acontecimientos es útil situarse en esta actitud, pero si no se poseen auténticos valores se puede caer en el más hondo pesimismo, en la desaprobación continua de todo y con ello en sentirse postergado por la buena suerte ajena, y caer en la envidia.

Lo que una vez fue una vivencia sobresaliente y durante la cual estábamos convencidos de que era un momento cumbre de nuestra existencia (un encuentro con una persona, una experiencia interna, un emprender fogoso una empresa) puede evocarse con el mismo realismo de entonces.

Mirar atrás para sopesar nuestros logros actuales midiéndolos con esos supremos momentos, juzgándolos con severidad y escuchando a la conciencia nos permitirán mantener un elevado nivel de vida y seguir siendo auténticamente nosotros mismos, aun en circunstancias agobiantes.

Esta lealtad o fidelidad a nosotros mismos hemos de completarla tendiéndola a la vez hacia lo superior en el prójimo: pensando en el momento en que él se nos presentó como realmente es, conservando, cultivando interiormente aquello que alguna vez reconocimos como verdadero, aun cuando en su conducta ahora reniegue de sí mismo, no limitarnos a criticársela.

Es una actitud que salvaguarda la conexión con nuestro origen, antes del siguiente paso...

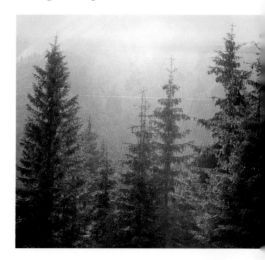

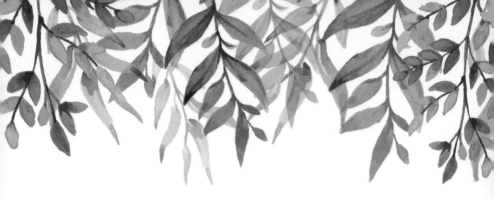

NOTAS BOTÁNICAS

Hemos visto cómo podemos comprender mejor nuestra vida según unos tipos que ciertas especies vegetales manifiestan más puros que otros. Hay una hueste de formas intermedias, transiciones, atenuaciones, al igual que cualquier color en la Naturaleza contiene partes de los siete. También los paisajes vegetales presentan combinaciones: hierbas y bosques de hoja caduca, cactos y espinos, prados alpinos y coníferas...

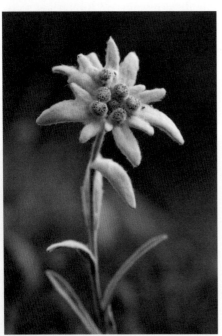

Hasta ahora nos hemos referido exclusivamente a las plantas dicotiledóneas, porque es más difícil hallar tipos casi puros entre las monocotiledóneas, las plantas de hojas puntiagudas, los nervios que no se ramifican. En éstas, a diferencia de las demás plantas, el primer despliegue de la germinación se expande y ocurre el estiramiento vertical. Sus partes aéreas tienden a ser determinadas por lo vertical, y separar este principio del periférico es difícil, lo cual impide destacar los tipos con nitidez.

Una combinación de tipos

Ágaves y áloes son plantas crasas, y los bulbos como el ajo pertenecerían a este tipo aunque no sus partes aéreas, que se asimilan al tipo herbáceo, representado por las gramíneas; éstas poseen transiciones con el tipo arbustivo en las formas más tiesas, de muchos tallos, más altas, e incluso transición con el arbóreo como en el bambú; pero el tipo arbóreo se aprecia más en la palmera, sobre todo por la posesión de tronco; sin embargo hay palmeras trepadoras...

En la exposición de los siete hemos seguido el orden que encontramos en las etapas del equilibrado crecimiento

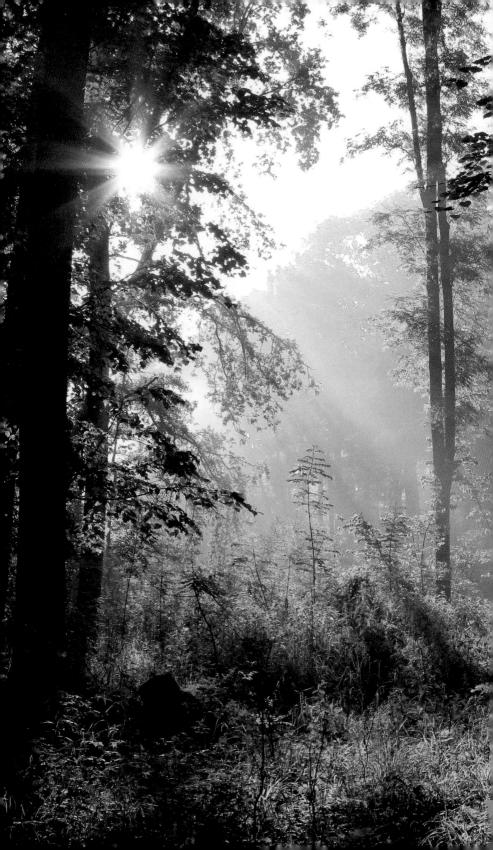

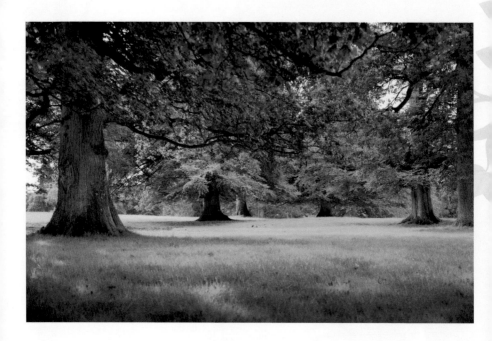

de la planta herbácea, pero perpetuado de por vida. El cono vegetativo, o punta del tallo del que parte el crecimiento, es muy tierno, blando, contiene abundante humedad y vitalidad, está protegido y emite delicadas hinchazones y vesículas que se convertirán en las hojas y las yemas: es el tipo craso.

Cuando estos órganos preformados se despliegan, el tallo se estira, las hojas se extienden hacia el exterior, toda la planta se orienta según los factores ambientales: es el tipo enredadera. Luego el crecimiento se frena, se refina bajo la influencia de la luz, y aparece la flor: el énfasis de las plantas de alta montaña. Se van construyendo haces de vasos en un círculo cuya parte interior se endurece confiriendo flexibilidad al tallo, y cuya parte exterior, llena de vida, transporta las sustancias

a las partes elevadas: el crecimiento expansivo apenas esbozado, casi todo longitudinal, de los arbustos.

El anillo se va ensanchando por la acumulación de leño hacia el interior: el poderoso tronco de los árboles frondosos. Y cuando a la vez estos vasos vivos emiten hacia el exterior la muerte, la corteza gruesa, la cutícula que recubre las hojas, tenemos el tipo conífero.

La flor y lo vertical

Pero sigamos con la flor. Los estambres, órganos múltiples que se internan lateralmente en el mundo, hacen igual que las ramas-tallos de los arbustos. Los frutos son hojas petrificadas, órganos periféricos concentrados en lo vertical, muchos son huecos, se han criado con protección; tal ocurre en

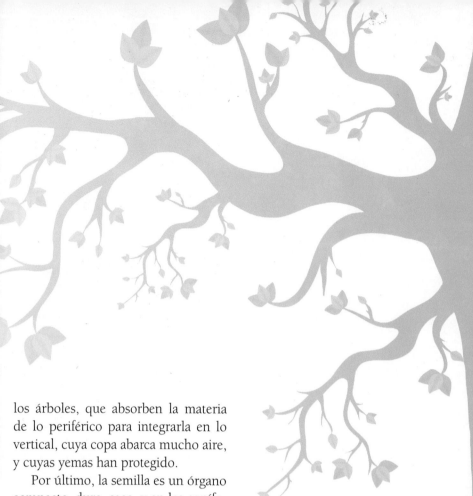

los árboles, que absorben la materia de lo periférico para integrarla en lo vertical, cuya copa abarca mucho aire, y cuyas yemas han protegido.

Por último, la semilla es un órgano compacto, duro, seco, y en las coníferas la tendencia a lo vertical es máxima... ¿Podríamos deducir algo parecido entre las actitudes humanas, como aquí hemos hecho entre los tipos vegetales? Sigue así el «Gran Juego» de la vida humana.

En resumen

Que sirva lo escrito hasta aquí como hipótesis; los ejercicios mentales exigen a menudo buscar la huella correcta, encaminándose valerosamente por senderos desconocidos. En la Naturaleza todo se sostiene por sí mismo y se conjuga en armoniosa unidad, pero el ser humano tiene que conquistar el nivel que le es propio, y en colaboración con sus semejantes configurar una totalidad que lo abarque, en la que las fuerzas divergentes se compensen unas a otras para que no entren en conflicto.

Fuerzas, tipos, actitudes. Cualquier persona deseosa de colaborar encontrará su lugar para desarrollar mejor sus facultades. Es un elevado ideal de comunidad aquel en que cada participante o colaborador sea partícipe y a la vez independiente. Y para lograr esta tarea primero hay que «conocer».

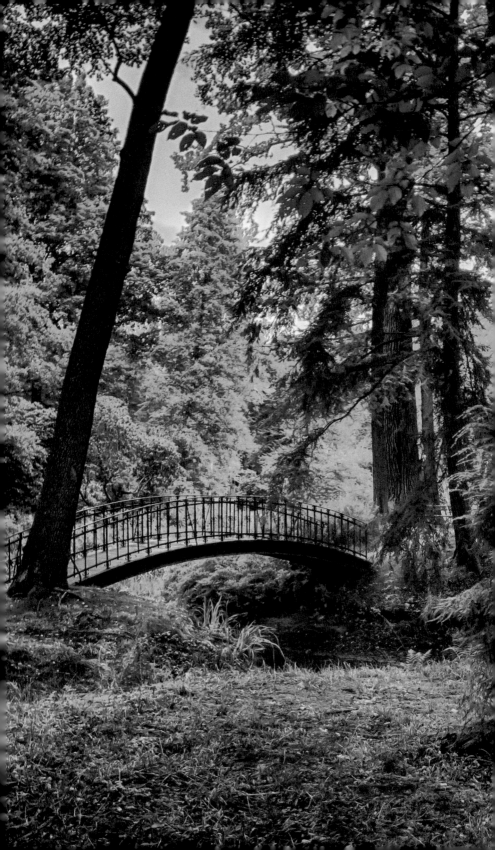

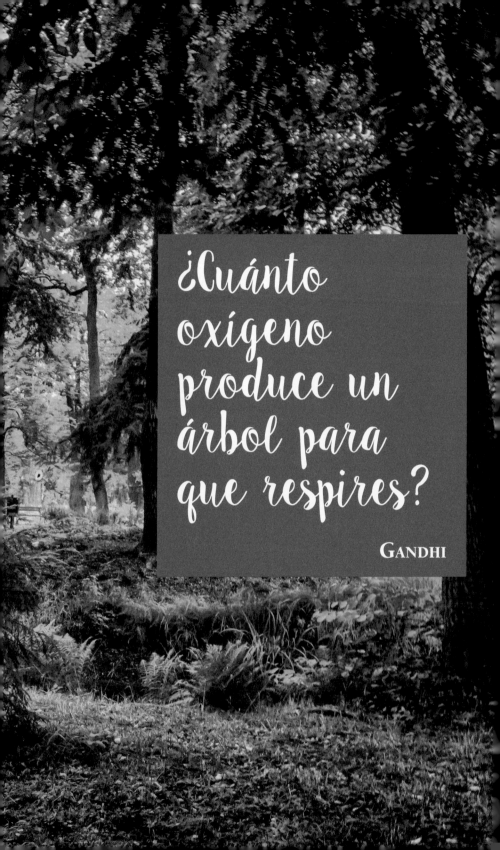

¡Hagamos los bosques!

Findhorn, un paraíso en medio de la nada

Uno de los experimentos avanzados sobre relaciones y comunicación con plantas fue llevado a cabo, y todavía perdura, en un lugar remoto y apartado del norte de Escocia. En 2012 se cumplieron cincuenta años de existencia de un sueño hecho realidad: la comunidad Findhorn. Lo que empezó siendo una plantación de arbolitos que echaron raíces en un erial azotado por el viento y cubierto de arena, sobre el estuario de Moray, hoy en día es una comunidad respetada y admirada, y un verdadero ejemplo para el mundo, que ha inspirado a muchos otros proyectos de este estilo en el resto del planeta.

Peter Caddy y su esposa Eileen llegaron a la bahía de Findhorn en 1962 e instalaron su casa en un remolque, en un camping de autocaravanas llamado Findhorn Caravan Park, un campamento abigarrado y antiestético, repleto de latas viejas, botellas rotas, matorrales y zarzas. Ambos pertenecían desde jóvenes a una escuela cuyo ideal entre sus seguidores era devolver la belleza y el esplendor a nuestro planeta. Un día, iluminados por los dictados de sus conciencias o, como ellos mismos cuentan, «por la voluntad de una fuerza creadora omnipotente» que fue revelada por la clarividente Eileen, decidieron dejarlo todo atrás, abandonar sus trabajos convencionales respectivos, cerrar su casa y trasladarse a Findhorn. Los acompañaría Dorothy Maclean, amiga de la pareja y mujer de una sensibilidad fuera de lo común.

Un lugar desolador

Antes de dar este gran paso que cambiaría sus vidas y las de muchas otras personas –aunque en ese momento ellos no eran capaces ni siquiera de intuirlo–, durante algún tiempo estuvieron ejercitándose de forma incons-

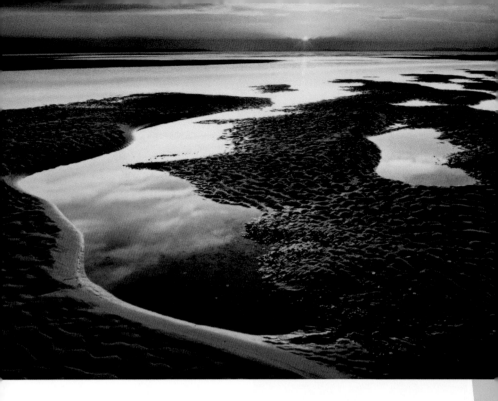

ciente para su nueva vida, retirándose de las ocupaciones mundanales y de las actividades materialistas, para empezar un largo período de meditación, entrenamiento y preparación. Aseguran que les guiaba una serie de fuerzas invisibles. En noviembre de 1962, una fuerza misteriosa los llevó al que a partir de ese momento sería su nuevo hogar, en el pequeño pueblo de Forres, un lugar perdido en el nordeste de Escocia. Allí instalaron su caravana en una hondonada de menos de un cuarto de hectárea, sobre un terreno de arena apelmazada con grava, azotado constantemente por fuertes vientos, y cuya vegetación no era más que matojos y algunos arbustos espinosos. Inicialmente pensaron permanecer allí como mucho unos meses hasta que Peter obtuviera un trabajo, pero la realidad se tornó en siete largos años viviendo en la caravana.

El primer invierno en aquellas condiciones fue muy duro, pues el entorno era verdaderamente lúgubre, pero los Caddy decidieron poner amor y luz a la construcción de su nuevo hogar, así que limpiaron el terreno de arriba a abajo, quitando las malas hierbas y todas las basuras que había en el lugar, limpiaron la caravana y la pintaron, y con un trabajo tenaz y entusiasta, dedicado a mejorar su nueva vivienda, llenaron el lugar de energía positiva y de un amor que anulaba las vibraciones negativas que encontraron al llegar.

Los Caddy sabían que sus escasos recursos no les iban a durar más que para pasar el tenebroso y húmedo invierno escocés, con lo cual empezaron a idear la plantación de un huerto

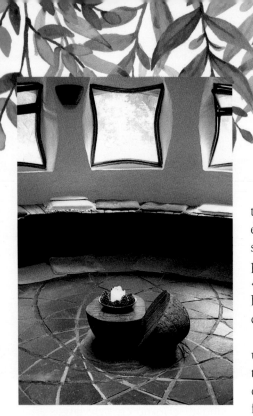

en primavera, en parte para mejorar y embellecer su entorno, y en parte también para tener algo que comer. Y así empezó todo un proyecto de jardinería y horticultura, en el que Peter Caddy se empleó a fondo, leyendo libros especializados cuyas recetas y recomendaciones encontraba a menudo contradictorias con las condiciones del terreno en que se encontraban.

Amor y confianza

Según lo que él aprendía de los libros, no había ni la más remota posibilidad de conseguir que creciera ni una brizna vegetal en aquel lugar yermo, y aún menos de producir algún vegetal comestible. Además, él no había sembrado ninguna planta en su vida y en muchos momentos se sentía to-

talmente perdido y confundido. Sin embargo, la pareja decidió confiar en su voz interior y seguirla, según lo que para ellos era la regla primera de vida: «Amar el lugar en que se está, amar a la persona con quien se está, y amar lo que se está haciendo».

Durante aquellos años, Eileen tuvo una revelación. La mujer se levantaba todos los días a medianoche para meditar, bien abrigada para aguantar el frío de la noche, y en el curso de sus meditaciones recibía mensajes simbólicos y metafóricos que luego su esposo Peter transcribía a un lenguaje inteligible. El mensaje era sobre todo de paz, amor y confianza. En su visión, Eileen vio siete chozas construidas con troncos de cedro, juntas en medio de un jardín espléndido y muy bien cuidado. Nada más lejos de los

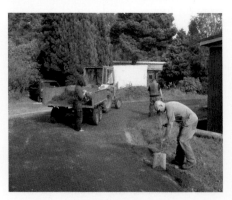

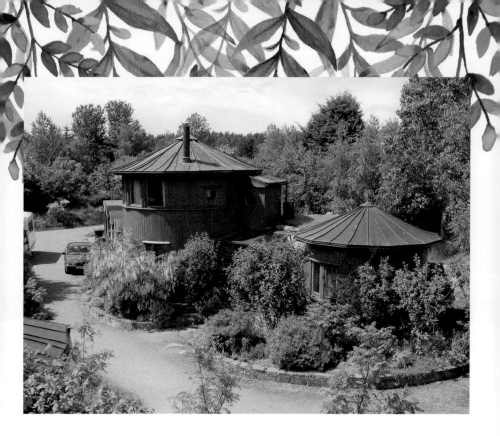

terrenos desolados que tenían alrededor. Sin embargo, estaban dispuestos a depositar su fe en la revelación de Eileen, y casi sin darse ni cuenta se encontraron construyendo una comunidad allí mismo, una comunidad de altos ideales humanos, de libre pensamiento y libre religión, pero latiendo con un corazón común. En ese momento aún no eran conscientes ni sabían que lo que estaban erigiendo sería una comunidad espiritual no religiosa.

Energías… y compost orgánico

Gracias a las revelaciones que fue teniendo Eileen, recibieron instrucciones de cómo debían trabajar la tierra para conseguir frutos de ella.

Básicamente, la consigna era que los hombres debían ser conscientes de que cada vez que clavaban la azada en la tierra, lo que estaban transmitiendo era su energía y sus propias vibraciones a la tierra, y si éstas eran buenas, la tierra iba a recibir y a producir frutos con las mismas vibraciones, igualmente buenas. También, gracias a las revelaciones supieron qué frutos y hortalizas debían plantar para formar un verdadero huerto que les diera el alimento indicado y saludable para conformar la dieta que les permitiría tener un cuerpo de luz, equilibrado y sano. También aprendieron que los fertilizantes químicos eran tóxicos para el organismo humano y que debían aprender a preparar

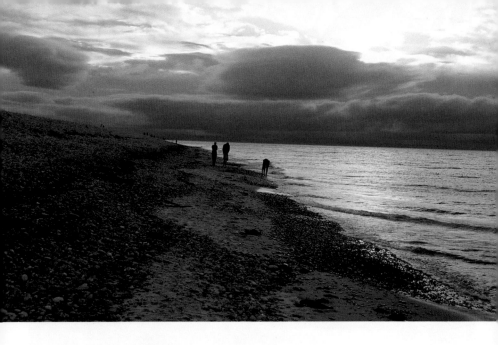

su propio abono orgánico (el célebre «compost» de la agricultura biológica). Y así poco a poco, con el sudor de su frente y con cada golpe de azada, y ayudados por el aire puro del lugar, la fuerza del sol y los baños de mar, fueron impregnando su energía de amor y entusiasmo en aquella tierra, y sembraron tomates, pepinos, berros, perejil, espinacas, calabazas y espárragos, y todos los vegetales que necesitaban para preparar los guisos y ensaladas que a partir de ese momento conformarían su dieta.

Al cabo de unos meses, los vecinos del lugar no daban crédito a lo que estaban viendo. Por mucho que lo intentaran, no conseguían entender cómo aquella pequeña comunidad del camping de caravanas había logrado extraer de la tierra pobre y polvorienta aquellas verduras y legumbres fantásticas, cómo los cultivos habían resistido a las plagas y las habían superado, cómo habían conseguido enormes cosechas de grosellas negras cuando en el resto del condado se solían perder.

Una cosecha maravillosa

Y lo más sorprendente fue ver cómo aquella comunidad cambió radicalmente sus hábitos alimenticios, pues empezaron a comer ensaladas preparadas con multitud de ingredientes directamente escogidos de la huerta y platos guisados con las verduras que cultivaban, entre ellas cebollas, ajos, puerros, zanahorias, apio, calabaza, nabos y patatas, que sazonaban con hierbas para conseguir exquisitos y deliciosos platos, capaces de deleitar al paladar más exigente. Aquello tuvo un efecto dominó, pues en los mercados y tiendas de la comarca empezaron a circular las verduras y hortalizas que hasta entonces habían escaseado. El cambio de hábitos generó enseguida un cambio de estilo de vida y una toma de conciencia del valor de estas energías, concentrada en los alimentos sembrados y recogidos de la tierra con amor, y de sus beneficios en la salud y en el cuerpo humano.

Peter y Eileen, sorprendidos ellos mismos con lo que allí estaba ocurriendo, empezaron a preguntarse si todo aquello tendría algún significado que aún no habían logrado descifrar y entender, y se preguntaron si no habría algún designio oculto tras aquellos fenómenos tan extraordinarios, teniendo en cuenta las condiciones del lugar al que llegaron y viendo los resultados obtenidos de los esfuerzos llevados a cabo por las personas que lo habitaban.

Empezaron a preguntarse si no estarían embarcados en una aventura pionera misteriosa, en un experimento mayor sobre la vida en grupo, en la preparación para una nueva forma de vida en comunidad. Y poco a poco las plantas que habían plantado con tanto amor les fueron dando las respuestas. Aprendieron a aprovechar las propiedades curativas de las plantas aromáticas de su huerto, dándoles las gracias cada vez que las recogían para preparar brebajes y ungüentos, o para sazonar sus platos.

De esta manera se fueron dando cuenta de que abriendo su espíritu y librándose de los prejuicios a los que estaban acostumbrados a tener en su vida anterior, podían llegar a tener un conocimiento y un acercamiento al reino vegetal a un nivel espiritual que jamás antes habrían imaginado. Entendieron que el pensamiento, las pasiones, la ira, el amor, la bondad y todas las pasiones humanas afectan a las plantas, como seres susceptibles a los pensamientos y las emociones de sus cuidadores. Encontraréis más información al final de este libro.

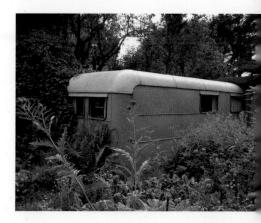

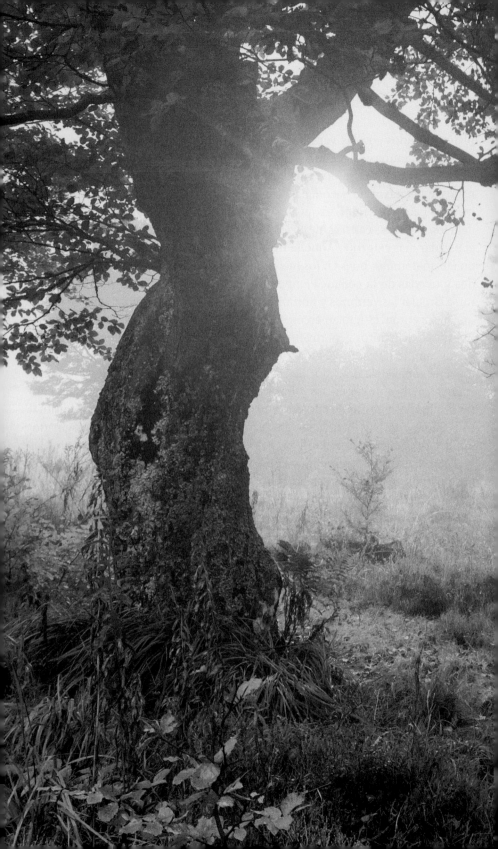

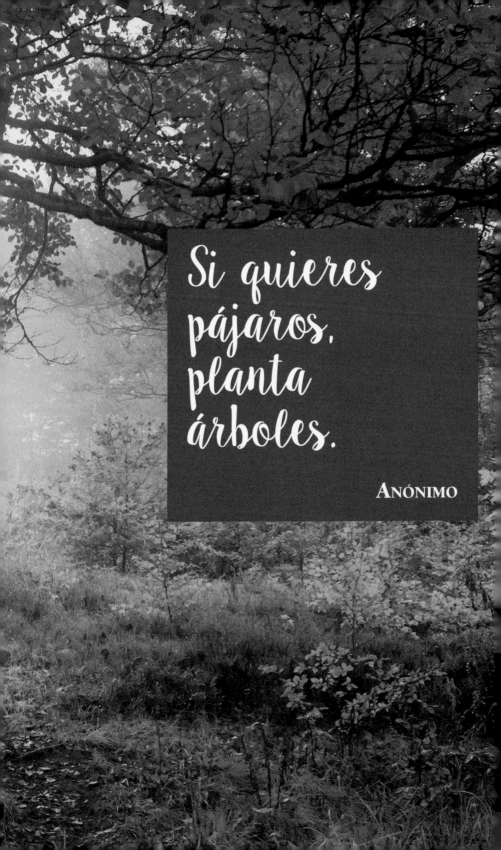

Si quieres pájaros, planta árboles.

ANÓNIMO

El hombre que plantaba árboles...

...Y COSECHÓ FELICIDAD

Si uno quiere descubrir cualidades realmente excepcionales en el carácter de un ser humano, debe tener el tiempo o la oportunidad de observar su comportamiento durante varios años. Este es el relato de Jean Giono, en versión de Sharada y Ramón Roselló.

Viaje por los Alpes de la Provenza

Hace cuarenta años hice un largo viaje a pie a través de montañas completamente desconocidas por los turistas, atravesando la antigua región donde los Alpes franceses penetran en la Provenza. Cuando empecé mi viaje por aquel lugar todo era estéril y sin color, y la única cosa que crecía era la planta conocida como lavanda silvestre.

Cuando me aproximaba al punto más elevado de mi viaje, y tras caminar durante tres días, me encontré en medio de una desolación absoluta y acampé cerca de los vestigios de un pueblo abandonado. Me había quedado sin agua el día anterior, y por lo tanto necesitaba encontrar algo de ella.

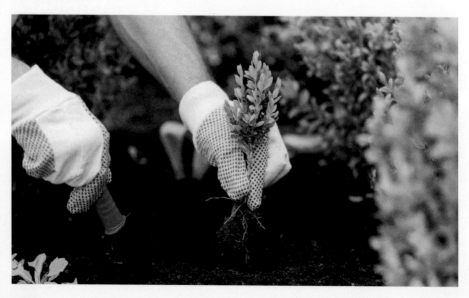

Aquel grupo de casas, aunque arruinadas como un viejo nido de avispas, sugerían que una vez hubo allí un pozo o una fuente. La había, desde luego, pero estaba seca. Las cinco o seis casas sin tejados, comidas por el viento y la lluvia, la pequeña capilla con su campanario desmoronándose, estaban allí, aparentemente como en un pueblo con vida, pero ésta había desaparecido.

Era un día de junio precioso, brillante y soleado, pero sobre aquella tierra desguarnecida el viento soplaba, alto en el cielo, con una ferocidad insoportable. Gruñía sobre los cadáveres de las casas como un león interrumpido en su comida... Tenía que cambiar mi campamento.

Tras cinco horas de andar, todavía no había hallado agua y no existía señal alguna que me diera esperanzas de encontrarla. En todo el derredor reinaban la misma sequedad, las mismas hierbas toscas.

El anonimato

Me pareció vislumbrar en la distancia una pequeña silueta negra vertical, que parecía el tronco de un árbol solitario. De todas formas me dirigí hacia él. Era un pastor. Treinta ovejas estaban sentadas cerca de él sobre la ardiente tierra. Me dio un sorbo de su calabaza-cantimplora, y poco después me llevó a su cabaña situada en un pliegue del llano. Conseguía el agua –agua excelente- de un pozo natural y profundo encima del cual había construido un primitivo torno.

El hombre hablaba poco, como es costumbre de aquellos que viven solos, pero sentí que estaba seguro de sí mismo, y confiado en su seguridad.

Para mí esto era sorprendente es ese país estéril. No vivía en una cabaña sino en una casita hecha de piedra, evidenciadora del trabajo que él había dedicado para rehacer la ruina que debió encontrar cuando llegó. El tejado era fuerte y sólido. Y el viento, al soplar sobre él, recordaba el sonido de las olas del mar rompiendo en la playa. La casa estaba ordenada, los platos lavados, el suelo barrido, su rifle engrasado, su sopa hirviendo en el fuego. Noté que estaba bien afeitado, que todos sus botones estaban bien cosidos y que su ropa había sido remendada con el meticuloso esmero que oculta los remiendos. Compartimos la sopa, y después, cuando le ofrecí mi petaca de tabaco, me dijo que no fumaba. Su perro, tan silencioso como él, era amigable sin ser servil.

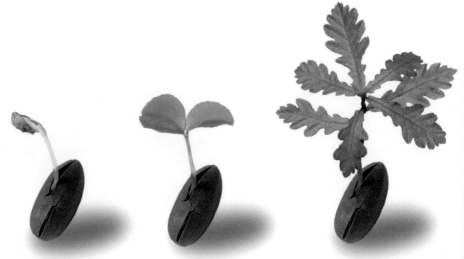

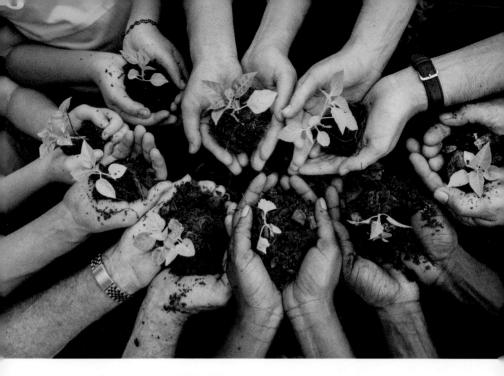

Carbón

Desde el principio se daba por supuesto que yo pasaría la noche allí. El pueblo más cercano estaba a un día y medio de distancia. Además, ya conocía perfectamente el tipo de pueblo de aquella región... Había cuatro o cinco más de ellos bien esparcidos por las faldas de las montañas, entre agrupaciones de robles albares, al final de carreteras polvorientas. Estaban habitadas por carboneros, cuya convivencia no era muy buena.

Las familias, que vivían juntas y apretujadas en un clima excesivamente severo, tanto en invierno como en verano, no encontraban solución al incesante conflicto de personalidades. La ambición irracional llegaba a unas proporciones desmesuradas, en el deseo continuo de escapar del ambiente.

Los hombres vendían sus carretillas de carbón en el pueblo más importante de la zona y regresaban. Las personalidades más recias se limaban entre la rutina cotidiana. Las mujeres, por su parte, alimentaban sus rencores. Existía rivalidad en todo, desde el precio del carbón al banco de la iglesia. Y encima de todo estaba el viento, también incesante, que crispaba los nervios. Había epidemias de suicidios y casos frecuentes de locura, a menudo homicida.

Bellotas

Había transcurrido una parte de la velada cuando el pastor fue a buscar un saquito del que vertió una montañita de bellotas sobre la mesa. Empezó a mirarlas una por una, con gran concentración, separando las buenas de las malas. Yo fumaba en mi pipa. Me

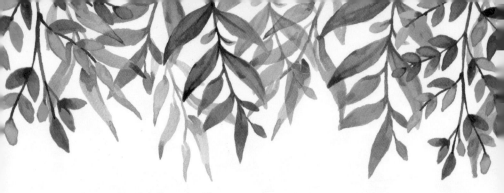

ofrecí para ayudarle. Pero me dijo que era su trabajo. Y de hecho, viendo el cuidado que le dedicaba, no insistí. Esa fue toda nuestra conversación.

Cuando ya hubo separado una cantidad suficiente de bellotas buenas, las separó de diez en diez, mientras iba quitando las más pequeñas o las que tenían grietas, pues ahora las examinaba más detenidamente. Cuando hubo seleccionado cien bellotas perfectas, descansó y se fue a dormir.

Sentía una gran paz estando con ese hombre, y al día siguiente le pregunté si podía quedarme allí otro día más. Él lo encontró natural, o para ser más preciso, me dio la impresión de que no había nada que pudiera alterarle. Yo no quería quedarme para descansar, sino porque me interesó ese hombre y quería conocerle mejor.

Él abrió el redil y llevó su rebaño a pastar. Antes de partir, sumergió su saco de bellotas en un cubo de agua.

Me di cuenta de que en lugar de cayado, se llevó una varilla de hierro tan gruesa como mi pulgar y de metro y medio de largo. Andando relajadamente, seguí un camino paralelo al suyo sin que me viera. Su rebaño

se quedó en un valle. Él lo dejó a cargo del perro, y vino hacia donde yo me encontraba. Tuve miedo de que quisiera censurarme por mi indiscreción, pero no se trataba de eso en absoluto: iba en esa dirección y me invitó a ir con él si no tenía nada mejor que hacer. Subimos a la cresta de la montaña, a unos cien metros.

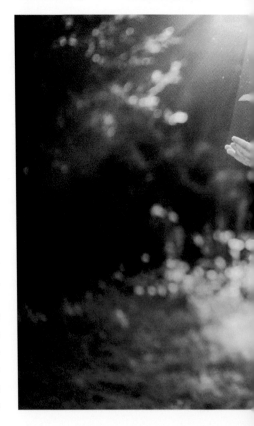

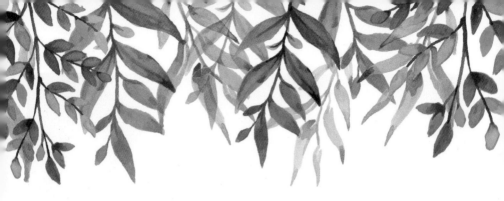

Plantar cien árboles (al día) donde antes no había nada

Allí comenzó a clavar su varilla de hierro en la tierra, haciendo un agujero en el que introducía una bellota para cubrir después el agujero. Estaba plantando un roble. Le pregunté si esa tierra le pertenecía, pero me dijo que no. ¿Sabía de quién era? No, tampoco. Suponía que era de propiedad de la comunidad, o tal vez pertenecía a gente desconocida.

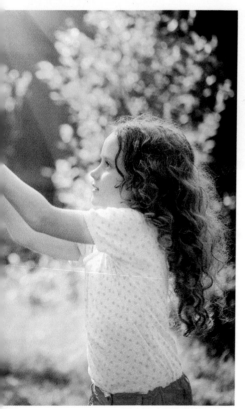

No le importaba en absoluto saber de quién era. Plantó bellotas con el máximo esmero. Después de la comida del mediodía reemprendió su siembra. Deduzco que fui bastante insistente en mis preguntas, pues accedió a responderme.

Había estado plantando cien árboles al día durante tres años en aquel desierto. Había plantado unos cien mil. De aquellos, sólo veinte mil habían brotado. De éstos esperaba perder la mitad por culpa de los roedores o por los designios imprevisibles de la Providencia. Al final quedarían diez mil robles para crecer donde antes no había crecido nada.

Entonces fue cuando empecé a calcular la edad que podría tener ese hombre. Era evidentemente mayor de cincuenta años. Cincuenta y cinco me dijo. Su nombre era Elzeard Bouffier. Había tenido en otro tiempo una granja en el llano, donde tenía organizada su vida. Perdió su único hijo, y luego a su mujer. Se había retirado en soledad, y su ilusión era vivir tranquilamente con sus ovejas y su perro. Opinaba que la tierra estaba murien-

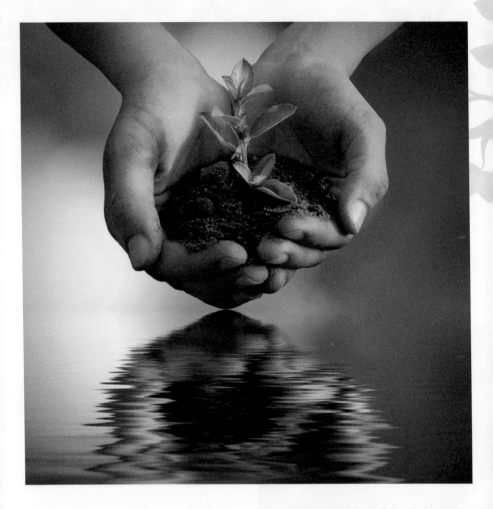

do por falta de árboles. Y añadió que como no tenía ninguna obligación importante, había decidido remediar esta situación.

El paso de los años

Como en esa época, a pesar de mi juventud, yo llevaba una vida solitaria, sabía entender también a los espíritus solitarios. Pero precisamente mi juventud me empujaba a considerar el futuro en relación a mí mismo y a cierta búsqueda de la felicidad. Le dije que en treinta años sus robles serían magníficos. Él me respondió sencillamente, que si dios le conservaba la vida, en treinta años plantaría tantos más, y que los diez mil de ahora no serían más que una gotita de agua en el mar. Además, ahora estaba estudiando la reproducción de las hayas y tenía un semillero de hayucos creciendo cerca de su casita. Las plantitas, que protegía de las ovejas con una valla,

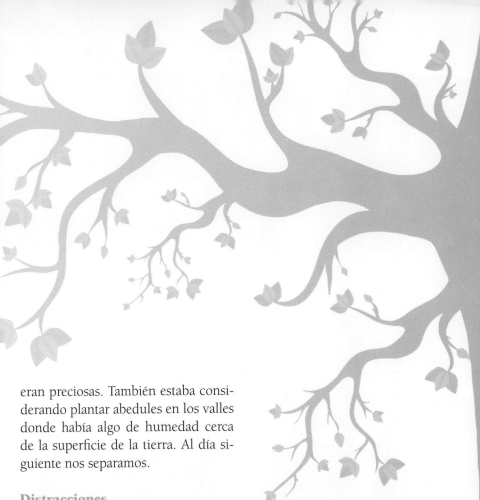

eran preciosas. También estaba considerando plantar abedules en los valles donde había algo de humedad cerca de la superficie de la tierra. Al día siguiente nos separamos.

Distracciones

Un año más tarde empezó la Primera Guerra Mundial, en la que yo estuve enrolado durante los siguientes cinco años. Un «soldado de infantería» apenas tenía tiempo de pensar en árboles, y a decir verdad, la cosa en sí hizo poca impresión en mí. La había considerado como una afición, algo parecido a una colección de sellos, y la olvidé.

Al terminar la guerra sólo tenía dos cosas: una pequeña indemnización por la desmovilización, y un gran deseo de respirar aire fresco durante un tiempo. Y me parece que únicamente con este motivo tomé de nuevo la carretera hacia la «tierra estéril».

El paisaje no había cambiado, sin embargo, más allá del pueblo abandonado, vislumbré en la distancia un cierto tipo de niebla gris que cubría las cumbres de las montañas como una alfombra. El día anterior había empezado de pronto a recordar al pastor que plantaba árboles. «Diez mil robles –pensaba– ocupan realmente bastante espacio». Como había

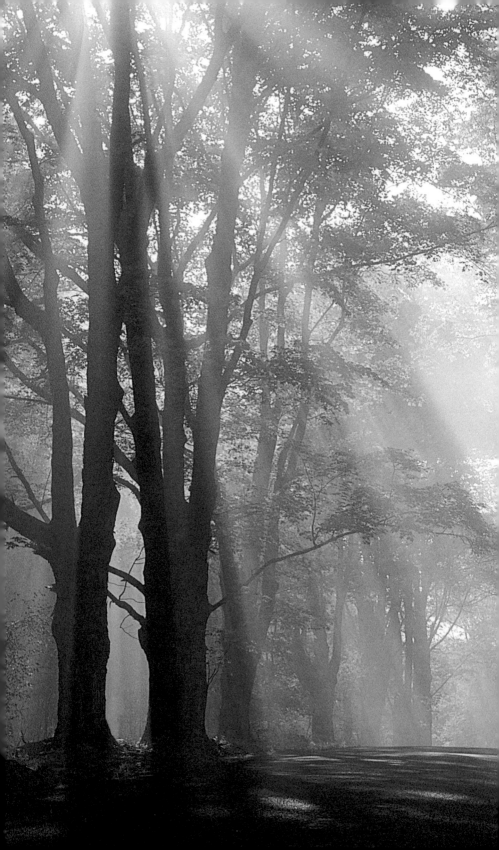

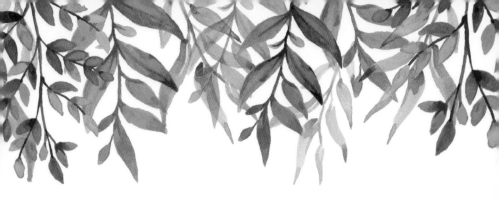

visto morir a tantos hombres durante aquellos cinco años, no esperaba hallar a Elzeard Bouffier con vida, especialmente porque a los veinte años uno considera a los hombres de más de cincuenta como personas viejas preparándose para morir...

Pero no estaba muerto, sino más bien todo lo contrario: se le veía extremadamente ágil y despejado; había cambiado sus ocupaciones y ahora tenía solamente cuatro ovejas, pero en cambio cien colmenas. Se deshizo de las ovejas porque amenazaban los árboles jóvenes.

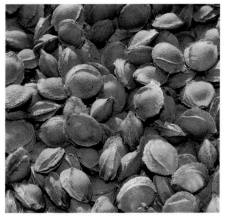

Determinación

Me dijo –y vi por mí mismo– que la guerra no le había distraído en absoluto. Había continuado plantando árboles imperturbablemente. Los robles de 1910 tenían entonces diez años y eran más altos que cualquiera de nosotros dos. Ofrecían un espectáculo impresionante. Me quedé con la boca abierta, y como él tampoco hablaba, pasamos el día en entero silencio por su bosque. Las tres secciones medían once kilómetros de largo y tres de ancho.

Al recordar que todo esto había brotado de las manos y del alma de un hombre solo, sin recursos técnicos, uno se daba cuenta de que los humanos pueden ser también efectivos en términos opuestos a los de la destrucción... Había perseverado en su plan, y hayas más altas que mis hombros, extendidas hasta el límite de la vista, lo confirmaban.

Me enseñó bellos parajes con abedules sembrados hacía cinco años (es decir, en 1915), cuando yo estaba luchando en Verdún. Los había plantado en todos los valles en los que había intuido –acertadamente– que existía humedad casi en la superficie de la tierra. Eran delicados como chicas jóvenes, y estaban además muy bien establecidos.

Parecía también que la naturaleza había efectuado por su cuenta una

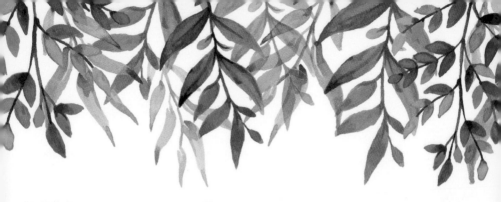

serie de cambios y reacciones, aunque él no las buscaba, pues tan sólo proseguía con determinación y simplicidad en su trabajo. Cuando volvimos al pueblo, vi agua corriendo en los riachuelos que habían permanecidos secos en la memoria de todos los hombres de aquella zona. Este fue el resultado más impresionante de toda la serie de reacciones: los arroyos secos hacía mucho tiempo corrían ahora con un caudal de agua fresca.

El bosque: agua, vida, energías

Algunos de los pueblos lúgubres que mencionó anteriormente se edificaron en sitios donde los romanos habían construido poblados, cuyos trazos aún permanecían. Y los arqueólogos que habían explorado la zona habían encontrado anzuelos donde en el siglo XX se necesitaban cisternas para asegurar un mínimo abastecimiento de agua.

El viento también ayudó a esparcir semillas. Y al mismo tiempo que reapareció el agua, también lo hicieron sauces, juncos, prados, jardines, flores y una cierta razón de existir.

Pero la transformación se había desarrollado tan gradualmente que pudo ser asumida sin causar asombro. Cazadores adentrándose en la espesura en busca de liebres o jabalíes, notaron evidentemente el crecimiento repentino de pequeños árboles, pero lo atribuían a un capricho de la naturaleza. Por eso nadie se entrometió con el trabajo de Elzeard Bouffier.

Si él hubiera sido detectado, habría tenido oposición. Pero era indetectable. Ningún habitante de los pueblos, ni nadie de la administración de la provincia habría imaginado una generosidad magnífica y perseverante.

Carácter excepcional

Para tener una idea más precisa de este excepcional carácter no hay que olvidar que Elzeard trabajó en una soledad total, tan total que hacia el final de su vida perdió el hábito de hablar, quizá porque no vio la necesidad de éste.

En 1933 recibió la visita de un guardabosque que le notificó una orden prohibiendo encender fuego, por miedo a poner en peligro el crecimiento de este bosque natural. Esta era la primera vez –le dijo el hombre– que había visto crecer un bosque espontáneamente.

En ese momento, Bouffier pensaba plantar hayas en un lugar a 12 Km de su casa, y para evitar las idas

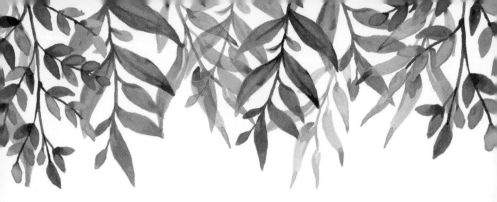

y venidas (pues contaba entonces 75 años de edad), planeó construir una cabaña de piedra en la plantación. Y así lo hizo al año siguiente.

Del desierto al vergel

En 1935 una delegación del gobierno se desplazó para examinar el «bosque natural». Lo componían un alto cargo del Servicio de Bosques, un diputado y varios técnicos. Se estableció un largo diálogo completamente inútil, decidiéndose finalmente que algo se debía hacer... y afortunadamente no se hizo nada, salvo una única cosa que resultó útil: todo el bosque se puso bajo la protección estatal, y la obtención del carbón a partir de los árboles quedó prohibida. De hecho era imposible no dejarse cautivar por la belleza de aquellos jóvenes árboles llenos de energía, que a buen seguro hechizaron al diputado.

Un amigo mío se encontraba entre los guardabosques de esa delegación y le expliqué el misterio. Un día de

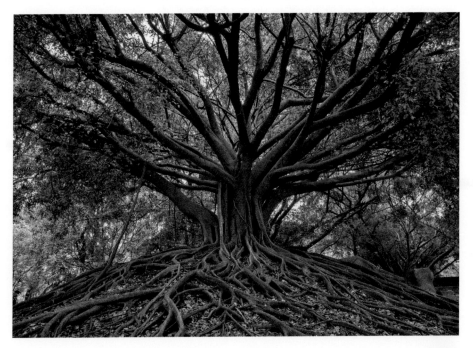

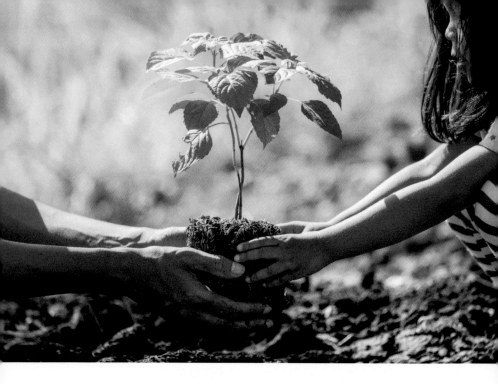

la semana siguiente fuimos a ver a Elzeard Bouffier. Lo encontramos trabajando duro, a unos diez kilómetros de donde había tenido lugar la inspección.

El guardabosque sabía valorar las cosas, pues sabía cómo mantenerse en silencio. Yo le entregué a Elzeard los huevos que traía de regalo. Compartimos la comida entre los tres y después pasamos varias horas en contemplación silenciosa del paisaje...

En la misma dirección en la que habíamos venido, las laderas estaban cubiertas de árboles de seis a siete metros de altura. Al verlas recordaba aún el aspecto de la tierra en 1913: un desierto... y ahora, una labor regular y tranquila, el aire de la montaña fresco y vigoroso, equilibrio, y sobre todo, la serenidad de espíritu, habían otorgado a este hombre anciano una salud maravillosa. Me pregunté cuántas hectáreas más de tierra iba a cubrir con árboles.

Antes de marcharse, mi amigo hizo una sugerencia breve sobre ciertas especies de árboles para los que el suelo de la zona estaba especialmente preparado. No fue muy insistente; «por la buena razón –me dijo más tarde– de que Bouffier sabe de ello más que yo». Pero, tras andar un rato y darle vueltas en su mente añadió: «¡y sabe mucho más que cualquier persona, pues ha descubierto una forma maravillosa de ser feliz!».

Fue gracias a ese hombre que no sólo la zona, sino también la felicidad de Bouffier fue protegida. Delegó tres guardabosques para el trabajo de proteger la foresta, y les conminó a resistir y rehusar las botellas de vino, el soborno de los carboneros.

Sin perder el tiempo

El único peligro serio ocurrió durante la Segunda Guerra Mundial. Como los coches funcionaban con gasógeno, mediante generadores que quemaban madera, nunca había leña suficiente. La tala de robles empezó en 1940, pero la zona estaba tan lejos de cualquier estación de tren que no hubo peligro.

El pastor no se enteraba de nada. Estaba a treinta kilómetros, plantando tranquilamente, ajeno a la guerra de 1939 como había ignorado la de 1914.

Vi a Elzeard Bouffier por última vez en junio de 1945. Tenía entonces ochenta y siete años. Volvía a recorrer el camino de la «tierra estéril»; pero ahora en lugar del desorden que la guerra había causado al país, un autobús regular unía el valle del Durance y la montaña. No reconocí la zona, y lo atribuí a la relativa rapidez del autobús... Hasta que vi el nombre del pueblo no me convencí de que no me hallaba realmente en aquella región, donde antes sólo había ruinas y soledad.

El autobús me dejó en Vergons. En 1913 este pueblecito de diez a doce casas tenía tres habitantes, criaturas algo atrasadas que casi se odiaban una a otra, subsistiendo de atrapar animales con trampas próximas a las condiciones del hombre primitivo.

Todos los alrededores estaban llenos de ortigas que serpenteaban por los restos de las casas abandonadas.

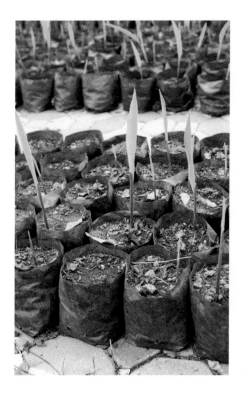

Su condición era desesperanzadora, y una situación así raramente predispone a la virtud.

Un cambio en silencio

Todo había cambiado, incluso el aire. En vez de los vientos secos y ásperos que solían soplar, ahora corría una brisa suave y perfumada. Un sonido como de agua venía de la montaña. Era el viento en el bosque; pero más asombroso era escuchar el auténtico sonido del agua moviéndose en los arroyos y remansos.

Vi que se había construido una fuente que manaba con alegre murmullo, y lo que me sorprendió más fue que alguien había plantado un

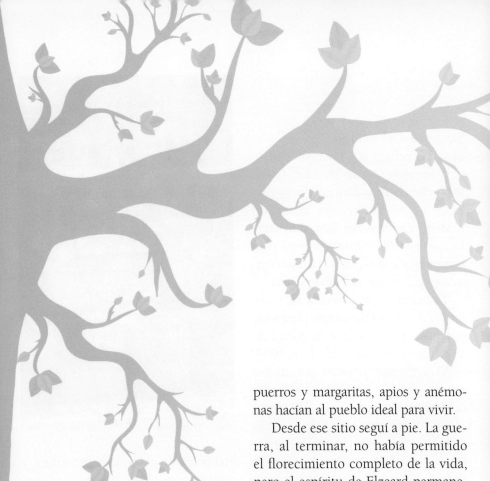

tilo a su lado, un tilo que debería tener cuatro años, ya en plena floración, como símbolo irrebatible de renacimiento.

Además, Vergons era el resultado de ese tipo de trabajo que necesita esperanza, la esperanza que había vuelto. Las ruinas y las murallas ya no estaban, y cinco casas habían sido restauradas. Ahora había veinticinco habitantes. Cuatro de ellos eran jóvenes parejas. Las nuevas casas, recién encaladas, estaban rodeadas por jardines donde crecían vegetales y flores en una ordenada confusión. Repollos y rosas, puerros y margaritas, apios y anémonas hacían al pueblo ideal para vivir.

Desde ese sitio seguí a pie. La guerra, al terminar, no había permitido el florecimiento completo de la vida, pero el espíritu de Elzeard permanecía allí. En las laderas bajas vi campos de cebada y arroz y en el fondo del valle verdeaban los prados.

Solo fueron necesarios ocho años desde entonces para que todo el paisaje brillara con salud y prosperidad. Donde había ruinas, ahora se podían ver granjas; los viejos riachuelos, alimentados por las lluvias y las nieves que el bosque atrae, fluían de nuevo. Sus aguas alimentaban fuentes y desembocaban sobre alfombras de menta fresca.

Poco a poco, los pueblecitos se habían revitalizado. Gente de otros lugares donde la tierra era más cara

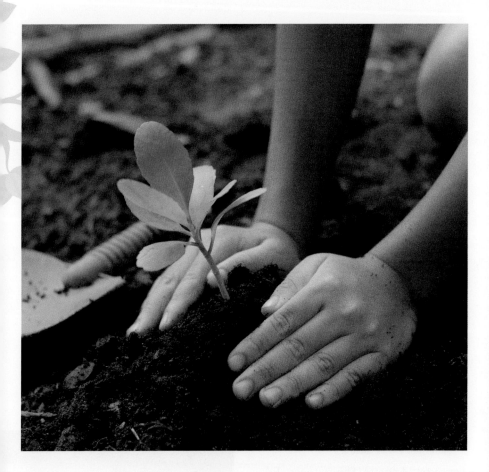

se habían instalado allí, aportando su juventud y su movilidad. Por las calles uno se topaba con hombres y mujeres vivos, chicos y chicas que empezaban a reír y que habían recuperado el gusto por las excursiones. Si contábamos la población anterior, irreconocible ahora que gozaba de cierta comodidad, más de diez mil personas debían en parte su felicidad a Elzeard Bouffier.

Por eso, cuando reflexiono en aquel hombre armado únicamente por sus fuerzas físicas y morales, ca-

paz de hacer surgir del desierto esa tierra de Canaan, me convenzo de que a pesar de todo la humanidad es admirable.

Cuando reconstruyo la arrebatadora grandeza de espíritu y la tenacidad y benevolencia necesarias para dar lugar a aquel fruto, me invade un respeto sin límites por aquel hombre anciano y supuestamente analfabeto, un ser que completó una tarea divina.

(Elzeard Bouffier murió tranquilamente en 1947, en el hospicio de Banon.)

Bibliografía

Amos Clifford, M. *Baños de bosque*. Ed. Sirio.

Anderson, Bob. *Como rejuvenecer el cuerpo estirándose*. Ed. Integral-RBA.

Arvay, Clemens. *El efecto biofilia*. Ed. Urano.

Bruchner, Philip. *Bosquescuela*. Plataforma ed.

Harrod Buhner, Stephen. *Las enseñanzas secretas de las plantas*. Ed. Inner Traditions.

Ivens, Sarah. *Terapia del bosque*. Ed. Urano.

Jahren, Hope. *La memoria secreta de las hojas*. Ed. Paidós.

Lavrijsen, Annette. *Shinrin-yoku*. Ed. Los libros del Lince.

Li, Dr. Qing. *El poder del bosque. Shinrin yoku*. Roca ed.

Mancuso, Stefano. *El futuro es vegetal*. Ed. Galaxia Gutemberg.

Mancuso, Stefano. *Sensibilidad e inteligencia en el mundo vegetal*. Ed. Galaxia Gutemberg.

Miralles, Francesc. *Shinrin yoku*. Ed. Planeta.

Miyazaki, Yoshifumi. *Shinrin-yoku*. Ed. Aster.

Perlin, John. *Historia de los bosques*. Ed. Gaia proyecto 2050.

Russell, Stephanie. *La energía secreta de las plantas*. Ed, Océano.

Selhub, Eva M. *El poder curativo de la naturaleza*. Ed. RBA.

Tompkins, Peter y Bird, Christopher. *La vida secreta de las plantas*. Ed. Diana.

Wohlleben, Peter. *Escucha hablar los árboles*. Ed. Confluencias.

Wohlleben, Peter. *La vida secreta de los árboles*. Ed. Obelisco.

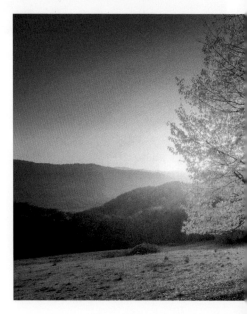

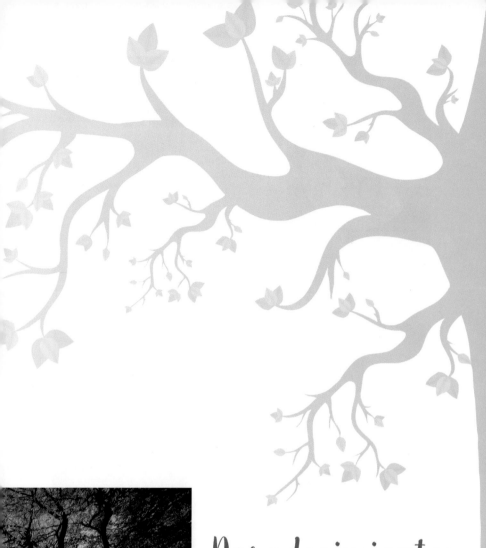

Agradecimientos

Francesc Miralles, Héctor García,
Juli Peradejordi y Dr. Ramon Roselló
(médico).

En la misma colección:

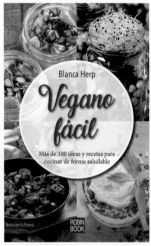

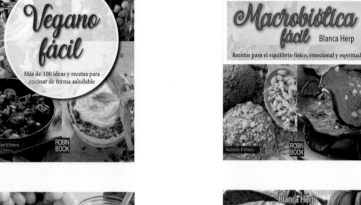

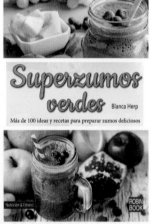

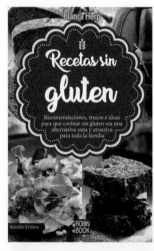

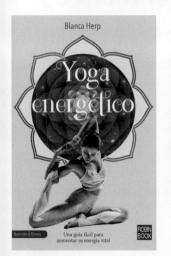

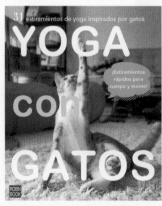

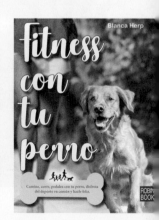